SYPHILIS ET MARIAGE

DU MÊME AUTEUR

La syphilis du cerveau. Leçons cliniques recueillies par E. Brissaud. 1 vol. in-8, 1879.

Leçons sur la syphilis étudiée plus particulièrement chez la femme. 1 vol. in-8, 2e édition sous presse.

Des glossites tertiaires (glossites scléreuses, glossites gommeuses).

Des lésions tertiaires de l'anus et du rectum (syphilome ano-rectal ; rétrécissement syphilitique du rectum).

De l'ataxie locomotrice d'origine syphilitique.

Note sur les lésions des gaînes tendineuses dans la syphilis secondaire.

De la sciatique blennorrhagique.

De l'urémie (thèse d'agrégation).

Nourrices et nourrissons syphilitiques.

De la pseudo-paralysie générale syphilitique.

Collection choisie des anciens syphiliographes :

Jean de Vigo. *Le Mal français* (1514).

Jacques de Béthencourt. *Nouveau Carême de pénitence et purgatoire d'expiation à l'usage des malades affectés du mal français ou mal vénérien* (1527).

Fracastor. *La Syphilis* (1530). — *Le Mal français* (1546).

Traduction et notes par Alfred FOURNIER.

J. Fernel d'Amiens. *Le meilleur traitement du mal vénérien.* Traduction, préface et notes par M. le Dr le Pileur, médecin-adjoint de Saint-Lazare.

8431-79. — Corbeil. Typ. et stér. Crété

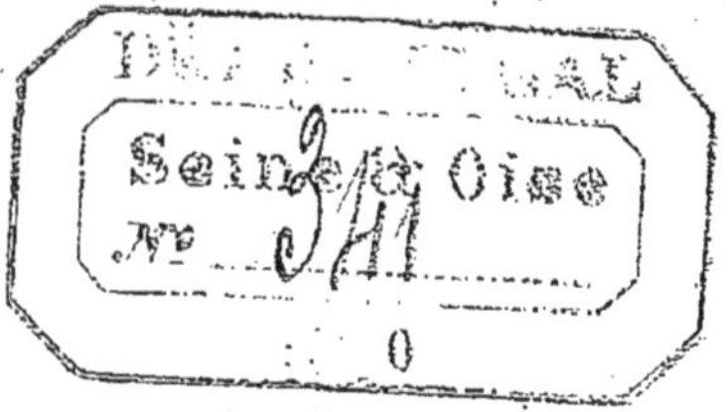

YPHILIS ET MARIAGE

LEÇONS

PROFESSÉES A L'HOPITAL SAINT-LOUIS

PAR

ALFRED FOURNIER

PROFESSEUR A LA FACULTÉ DE MÉDECINE DE PARIS
MÉDECIN DE L'HOPITAL SAINT-LOUIS
MEMBRE DE L'ACADÉMIE DE MÉDECINE

PARIS
G. MASSON, ÉDITEUR
LIBRAIRE DE L'ACADÉMIE DE MÉDECINE
120, Boulevard Saint-Germain, en face de l'École de Médecine

M DCCC LXXX

SYPHILIS ET MARIAGE

Messieurs,

Je me propose d'aborder devant vous, dans une série de conférences, une question des plus graves, des plus importantes au double point de vue médical et social, à savoir : l'étude de la syphilis dans ses rapports avec le mariage.

Cette question est éminemment complexe, comme vous le préjugez par son seul énoncé. Elle comporte une foule de problèmes divers, et de problèmes difficiles, délicats, périlleux, auxquels se rattachent les intérêts les plus chers des familles et où se trouve impliquée la plus lourde responsabilité pour le médecin.

Mon désir, mon ambition serait, sinon de résoudre tous ces problèmes, du moins de les poser, de les discuter devant vous, de façon à vous convaincre tout à la fois et de l'étendue des devoirs qui, en pareille matière, s'imposent à vous *vis-à-vis de la société*, et de l'excellence de l'office protecteur qu'il dépend de vous de lui conférer.

Une division toute naturelle du sujet se présente ici. C'est la suivante :

1° Un sujet syphilitique aspire au mariage et vient nous consulter à ce propos. Quelles conditions doit-il remplir, médicalement, pour que nous soyons autorisés à lui permettre le mariage? Ou bien, inversement, dans quelles conditions aurons-nous le devoir soit de différer le mariage, soit même de l'interdire absolument?

2° Le mariage est consommé et la syphilis importée dans le lit conjugal.

Quelles indications médicales se présentent alors à remplir pour conjurer ou atténuer les dangers d'une telle situation?

En d'autres termes, quel est, quel doit être, en l'espèce, le rôle du médecin soit *avant*, soit *après* le mariage?

Telle est la double question qui va nous occuper.

PREMIÈRE PARTIE

AVANT LE MARIAGE.

I

Il vous arrivera plus d'une fois, Messieurs, dans le cours de votre pratique de voir se présenter dans votre cabinet un client, connu ou inconnu de vous, qui, la mine préoccupée, presque anxieuse, vous abordera de la façon suivante :

« M. le docteur, il est question pour moi d'un mariage. Or, je n'ai pas toujours été très-sage dans ma vie de garçon, et, qui pis est, je n'ai pas toujours été heureux. J'ai contracté la syphilis à telle époque ; j'en ai éprouvé tels et tels accidents, je m'en suis traité de telle ou telle façon. Or aujourd'hui — la chose est grave — je viens vous demander si je suis bien guéri et si je puis, sans danger pour ma future femme, sans danger pour mes enfants à venir, contracter l'union qu'on me propose. Veuillez donc m'examiner m'interroger, et me donner réponse à ce sujet. »

Or, lorsqu'une telle demande vous sera adressée, Messieurs, n'allez pas vous méprendre sur la gravité de la question.

A votre réponse, en effet, se rattachent les intérêts les plus sérieux, les plus sacrés, les plus chers au cœur de tout honnête homme, de toute honnête famille, et aussi les plus divers, les plus multiples. Cette réponse que vous allez formuler implique de votre part une responsabilité que je ne puis qualifier autrement que de *considérable*. Et je ne crois rien exagérer en disant que, dans le ministère du médecin, il est peu de problèmes à résoudre d'une part aussi graves, et d'autre part aussi complexes, aussi difficiles, aussi délicats que celui-ci.

Soyez-en juges d'ailleurs ; et voyez quelles pourraient être les conséquences d'une *erreur* commise de votre fait en pareille situation.

Supposez un médecin se prononçant à la légère dans de telles conditions, et aboutissant à l'une ou à l'autre des deux seules erreurs possibles à commettre en l'espèce. A quels déplorables résultats ne va-t-il pas conduire son client ?

Première hypothèse. Il s'agit d'un malade qui, bien qu'ayant eu la syphilis autrefois, n'en est pas moins apte, de par le traitement qu'il a subi, de par les conditions actuelles de la diathèse, à contracter mariage. Le médecin consulté à cet effet *se trompe* sur la situation de son client, et lui interdit le mariage.

Conséquence : voilà un homme indûment condamné au célibat, banni de la vie honnête où il se proposait d'entrer, rejeté dans la vie irrégulière, avec toutes les misères sociales ou autres qu'elle comporte ; — voilà un homme dont un arrêt médical brise peut-être l'avenir et le cœur, en le forçant à renoncer à une union qui pouvait assurer sa situation et son bonheur ; — voilà un homme, en tout cas, privé de la vie de famille, privé de ces deux choses qui, après la turbulence des premières années de folle jeunesse, deviennent l'aspiration naturelle et commune, à savoir : le foyer de la famille et l'enfant.

Seconde hypothèse. L'erreur est commise en sens inverse, et le médecin permet prématurément le mariage à un homme dont la syphilis est encore vivace et dangereuse.

Oh ! alors, les conséquences d'une telle méprise sont vraiment désastreuses et désolantes. Car :

1° Cet homme pourra infecter sa femme. Et quoi de plus triste que d'apporter à une jeune fille honnête la vérole comme cadeau de noces !

2° De ce couple infecté vont naître des enfants qui, fatalement, ou bien mourront à peine engendrés, ou bien apporteront en naissant la maladie de leur père. Et quoi de plus hideux, pour un jeune ménage, que la vérole dans un berceau !

Sans parler même d'autres conséquences possibles qu'une telle situation peut entraîner à sa suite, comme l'infection d'une nourrice, par exemple, etc. (1).

(1) Dans une autre série de leçons j'ai étudié les redoutables con-

Croyez-moi sur parole, Messieurs. Pour avoir assisté déjà bien des fois à des scènes, à des *drames* de ce genre, je déclare ne rien connaître de plus navrant, de plus lamentable, de plus atroce que la situation d'un homme qui a importé la vérole dans son jeune ménage ; — que la situation de cet homme 1° vis-à-vis de sa femme qui se désole, qui pleure, et dont les larmes ne sont même pas accompagnées de récriminations ou de plaintes, car l'amour ou l'affection pardonne aisément ; — 2° vis-à-vis d'une nouvelle famille qui, elle, ne pardonne pas, qui a le droit d'être sévère, et qui en use ; — 3° vis-à-vis d'un enfant qui végète misérablement et qui, au lieu d'être ce bel enfant rêvé des familles et des mères, n'est pour tous, voire pour ses proches, qu'un objet de dégoût et d'horreur ; — 4° vis-à-vis enfin d'une nourrice contaminée qui menace, qui fait scandale, qui divulgue, qui jette la honte sur une famille, etc. Représentez-vous bien une telle scène, Messieurs, et jugez quelle doit être la douleur, quel doit être le supplice de l'homme à qui de telles désolations restent imputables.

Eh bien, ce sont des situations de cet ordre qu'il vous est permis, à vous médecins, de conjurer, grâce à votre art, à votre expérience, à votre autorité. Ce sont des situations de cet ordre qu'il vous faut entrevoir du premier coup, alors qu'un malade syphilitique vient vous consulter sur la possibilité d'un mariage, et ce sont elles

séquences de la syphilis infantile par rapport aux nourrices. Je ne fais donc ici qu'énoncer le fait, sans plus amples commentaires. — V. *Nourrices et nourrissons syphilitiques*, leçons professées à l'hôpital Saint-Louis. Paris, 1878, A. Delahaye.

qu'il faut avoir présentes à l'esprit au moment où, dans un sens ou dans l'autre, vous formulez votre réponse, disons mieux, vous prononcez votre arrêt.

Jugez donc par ce peu de mots, Messieurs, d'une part quel rôle important et élevé vous confère votre qualité de juges en pareille matière, et, d'autre part aussi, j'insiste à nouveau sur ce point, quelle responsabilité vous incombe dans les événements qui peuvent suivre. Jugez quel service vous êtes appelés à rendre à votre client dans l'une et l'autre alternative, soit que vous lui permettiez le mariage, s'il y a lieu, soit mieux encore, au cas contraire, que vous l'éclairiez sur les conséquences possibles de son état (conséquences que peut-être il ignore ou dont tout au moins il n'a pas la mesure), et que vous le préserviez ainsi de la situation effroyable où il allait s'engager.

Et notez encore ceci : Au moment où vous rendez votre sentence, ce n'est pas votre client seul dont vous tenez en main les intérêts ; votre office tutélaire s'étend au delà de lui, s'étend plus loin. Car derrière ce client, il y a une jeune fille, il y a des enfants à naître, il y a une famille, il y a la société, que votre prohibition va sauvegarder du même coup.

Voyez donc combien grandit et s'élève la mission du médecin, alors que de la sorte il devient l'arbitre de tant d'intérêts réunis.

II

Avant d'entrer au cœur de la question et d'aborder la discussion des différents problèmes qui feront l'objet de cet exposé, posons d'abord un principe, en essayant de préciser nettement la situation, telle qu'elle se présente en pratique, et de déterminer exactement le rôle qui nous est assigné.

Alors qu'un client vient requérir notre avis, nous demander conseil sur la possibilité d'un mariage en dépit d'antécédents syphilitiques, c'est *comme médecin*, comme médecin exclusivement, que nous sommes consultés. Donc, notre rôle est nettement déterminé par cela seul. C'est *comme médecin* que nous avons à répondre. En d'autres termes, c'est et ce n'est qu'une question de pathologie que nous sommes appelés à juger, et notre devoir, notre devoir absolu, est de ne la juger que sur de seules données pathologiques, *sans nous laisser influencer par des considérations d'autre genre, quelles qu'elles soient.*

Mais, allez-vous me dire, pourquoi cette entrée en matière ? Pourquoi cette règle de conduite posée en vedette au début de cet exposé ? — Le voici.

En pratique, Messieurs, il faut voir les choses comme elles sont et les hommes pour ce qu'ils sont. Or, apprenez ceci, à supposer que vous ne le sachiez déjà. Parmi les nombreux clients qui viendront vous consulter sur la possibilité d'un mariage dans les conditions spéciales qui nous occupent, il en est beaucoup assurément (disons même la très-grande majorité, ce ne sera que justice) qui se présenteront à vous avec la double intention de savoir au juste à quoi s'en tenir sur leur état, et de se soumettre à l'arrêt que vous prononcerez, c'est-à-dire de renoncer à un mariage projeté si vous leur défendez ce mariage. De ceux-ci vous n'avez pas à vous défier. Mais il en est d'autres aussi d'un tout autre genre ; et ces derniers, plus nombreux que vous ne sauriez le supposer a priori, ne viendront à vous qu'avec la volonté bien arrêtée tacitement de n'en faire qu'à leur tête, quoi que vous puissiez leur dire, et de se marier quand même, envers et contre toutes vos interdictions, parce que se marier leur plaît, parce qu'ils ont résolu de se marier avant même d'avoir franchi votre seuil (1). Dans ces conditions, ce n'est pas

(1) J'ai déjà vu nombre de sujets syphilitiques se marier envers et contre toutes les prohibitions médicales.

On ne saurait même se faire une idée de l'indifférence dédaigneuse que professent certaines gens à l'égard des prescriptions médicales concernant le sujet qui nous occupe. Qu'on en juge par le cas suivant qui trouvera utilement sa place ici, je crois.

Un de nos plus savants et estimables confrères, le Dr X... est consulté par un jeune homme, fils d'une famille de ses intimes, pour des accidents de syphilis secondaire, consécutifs à une contagion récente. Sachant, d'autre part, qu'il est actuellement question d'un mariage pour ce jeune homme, il s'empresse d'ajouter à sa prescription une longue morale sur les dangers de la syphilis par rapport au mariage, et essaie d'obtenir de son client une renonciation formelle à tout projet matrimonial. Pour plus de sûreté et dans une intention exclusivement affectueuse, il va trouver la mère de ce jeune homme; il lui révèle la maladie de son fils et lui expose la situation terrible qui pourrait résulter d'un mariage en semblables conditions. Il la quitte pleinement convaincue, en apparence tout au moins.

Comme réponse, il reçoit quelques semaines plus tard une lettre de faire part, lui annonçant le mariage du jeune homme, avec inun avis, un conseil, qu'ils attendent de vous ; c'est un consentement, un acquiescement à leurs projets, qu'ils

vitation à toute la cérémonie, soirée de contrat, messe, dîner, etc.

Inutile de dire l'accueil fait par notre confrère à cette ironique missive.

Mais l'expiation ne pouvait se faire longtemps attendre, et elle fut dure, comme vous allez le voir.

Trois mois plus tard, le jeune couple se présente chez le Dr X... sous prétexte de « visite de noces ». Après les politesses d'usage, le mari change tout à coup la conversation et réclame quelques conseils médicaux pour sa femme, qui d'abord présente les premiers symptômes d'une grossesse et qui, de plus, porte à la lèvre depuis quelques semaines un « léger bouton ».

Or, examen fait, ce « léger bouton » n'était rien autre qu'un chancre syphilitique, chancre manifestement transmis à la jeune femme par son mari, lequel n'avait pas cessé depuis quelques mois d'être affecté de syphilides buccales et en était encore affecté actuellement.

Il est presque superflu d'ajouter que ce chancre fut suivi d'accidents de syphilis constitutionnelle.

En outre, huit mois plus tard, la jeune femme accouchait d'un enfant chétif, petiot, malingre, qui se couvrit bientôt de syphilides et ne tarda pas à succomber.

Autre exemple du même genre :

Un jeune homme contracte la syphilis et vient réclamer mes soins à ce propos. Quelques mois plus tard, encore affecté d'accidents secondaires, il m'annonce qu'il se trouve engagé « presque malgré lui » dans un mariage, lequel même doit être très-prochain. J'insiste énergiquement près de lui pour le faire renoncer à un tel projet ; je lui dépeins les dangers auxquels il va s'exposer, lui et sa future famille ; j'essaie de le convaincre de l'immoralité, de la culpabilité d'un tel acte, etc. — Néanmoins il se marie, et je ne le revois plus d'un certain temps.

Quelques mois plus tard il accourt chez moi dans un véritable état d'affolement et de désolation. Il a contagionné sa femme, me dit-il, et il vient me demander mes soins pour elle. Je trouve en effet cette jeune femme en plein état de syphilis. Je prescris un traitement, une hygiène, etc., et surtout je recommande expressément au mari d'éviter à tout prix, en pareille situation, la possibilité d'une grossesse. Je lui explique surabondamment qu'une grossesse serait un second désastre, car elle ne pourrait qu'aboutir, suivant toutes probabilités, soit à un avortement, soit à la naissance d'un enfant syphilitique.

espèrent vous arracher. Ce consentement, en effet, les soulagerait fort vis-à-vis de leur conscience, vis-à-vis d'eux-mêmes; sans compter encore qu'au cas échéant, si les choses venaient à « mal tourner », il leur servirait d'excuse et de décharge.

Or, pour en venir à leurs fins, pour forcer vos convictions, les prétendus consultants de cette dernière catégorie ne manquent jamais de déserter presque aussitôt les questions médicales pour vous entraîner à leur suite dans des considérations d'un genre tout différent. Ils ont cent raisons à leur service pour plaider leur cause et vous amener à partager leur sentiment.

Celui-ci, par exemple, « aura donné sa parole » ; il est « engagé, engagé formellement, et vous ne sauriez le contraindre à revenir sur la foi jurée ».

Celui-là invoquera une nécessité matérielle, urgente. Comptant sur la dot de sa future femme, il vient d'ache-

Néanmoins, deux mois plus tard, la jeune femme devient enceinte. — Je la traite alors avec d'autant plus d'énergie, et j'ai le bonheur d'éviter l'avortement. — Puis, lorsque je crois être sûr d'obtenir un accouchement à terme, j'énonce l'obligation formelle, absolue, pour la mère d'allaiter son enfant. « Du moins, dis-je au mari, faites en sorte d'éviter un troisième malheur. Gardez-vous de confier votre enfant à une nourrice, car il est presque probable que cette nourrice recevrait de lui la vérole ». M. Ricord, consulté à ce propos, confirme les craintes exprimées par moi et insiste énergiquement sur l'absolue nécessité de l'allaitement par la mère.

Quelques mois s'écoulent sans que je revoie cette famille. Puis, un jour reparaît le père, m'amenant d'une part son enfant que je trouve couvert de syphilides, et d'autre part une nourrice à laquelle cet enfant avait été confié ! Ainsi que je l'avais bien prévu, cette nourrice avait été contagionnée et portait sur l'un des mamelons un chancre induré des plus typiques.

En résumé, donc, triple transgression des avis médicaux, et triple désastre, à savoir : infection d'une jeune mariée, naissance d'un enfant syphilitique, et contamination d'une nourrice.

ter une charge, une étude, un fonds de commerce, etc. « Si vous le forciez à rompre, ce serait pour lui la ruine, la faillite, le déshonneur ».

Tel autre, plus habile, vous prendra par les sentiments. « J'aime une jeune fille, vous dira-t-il, et j'en suis aimé ; nos deux familles, nos vieux parents placent dans ce mariage leurs plus chères espérances ; une rupture nous déchirerait le cœur à tous ». Etc, etc.

Toutes ces raisons (copiées sur nature, reproduites textuellement, je vous en donne ma parole), toutes ces raisons, dis-je, et tant d'autres que je passe sous silence n'ont rien à voir, Messieurs, avec la situation que nous sommes chargés, nous médecins, d'apprécier. Seraient-elles aussi bonnes qu'elles sont détestables, ces raisons-là ne nous regardent pas ; elles n'ont aucune valeur pour nous, médicalement. Qu'elles soient donc non avenues près de nous. Je vous le répète, sachons nous dégager en pareilles circonstances de tout ce qui ne touche pas à la clinique ; ne quittons pas notre terrain, et bornons-nous à juger par des arguments pathologiques une question qui, pour nous, ne doit pas sortir de la pathologie pure (1).

Je vais plus loin, et je dis même que nous serions coupables, véritablement coupables, d'agir autrement, j'entends de nous laisser aller à une détermination qui aurait pour base des considérations étrangères à notre art. Et la preuve, c'est l'embarras que nous aurions à légitimer notre conduite si un malheur venait à se produire, si un client auquel nous aurions permis le

(1) Cf. Langlebert, *La syphilis dans ses rapports avec le mariage*. Paris, 1873, p. 10.

mariage sur des raisons extra-médicales aboutissait à importer la vérole dans son ménage. Qu'aurions-nous à répondre si, dans ces conditions, on nous jetait ceci à la face : « Quoi ! Vous jugiez ce jeune homme médicalement impropre au mariage, dangereux pour le mariage ; et, parce qu'il a fait valoir à vos yeux des questions de convenance, de position, de besoins pécuniaires ou de sentiments, vous l'avez autorisé à courir le risque d'introduire la vérole au foyer conjugal ! »

Tenons-nous donc en garde contre la possibilité de telles récriminations. Tenons-nous en garde contre une faute grave, à laquelle (l'expérience me permet de le dire) on ne se laisse aller que trop bénévolement, trop facilement. D'autant que, pour l'éviter, nous avons un moyen facile, à savoir : ne pas sortir du rôle qui nous est naturellement assigné par notre profession.

En un mot, consultés dans de telles conditions, restons médecins et ne jugeons qu'en médecins la situation qui nous est soumise. Pas de concessions aux arguments d'un ordre étranger ; pas de condescendances que nous puissions plus tard amèrement regretter et qui, sans bénéfice pour personne, risquant même d'être préjudiciables à tous, compromettraient gravement et notre autorité et notre dignité.

III

Ces préliminaires établis, abordons maintenant notre sujet principal.

Et, tout d'abord, examinons une question préalable qui, si elle était résolue affirmativement, exclurait toute discussion ultérieure, en rendant inutile ce qui va suivre.

La syphilis constitue-t-elle une interdiction formelle, un obstacle absolu au mariage?

Sans doute, Messieurs, vous avez plus d'une fois entendu ce propos banal : « Avec la vérole, il faut rester garçon ». C'est là ce que vont répétant et colportant comme un axiome signé de toutes les Facultés nombre de gens du monde, qui d'ailleurs, pour parler plus à l'aise de telles choses, n'ont jamais pris souci de les étudier. C'est là aussi (et je les en excuse) ce qu'affirment d'une façon bien autrement énergique encore les familles qui ont été intéressées dans la question et qui ont vu la syphilis s'introduire à leur foyer sous le couvert d'un mariage. Ces familles n'ont pas assez de réprobation pour tout homme qui, avec la syphilis, oserait aspirer jamais au titre d'époux. Pour elles et pour tous ceux qui ont été victimes de calamités semblables, la vérole est radicalement « incompatible avec le mariage ».

Mais il y a plus, et voici qui devient autrement sérieux. Pour quelques médecins, la syphilis serait une contre-indication formelle au mariage. Je me suis plu à causer de cette question, qui me préoccupe depuis de longues années, avec nombre de nos confrères, et j'ai entendu plusieurs d'entre eux me dire ceci, en propres termes : « On ne se marie pas, on ne doit jamais se marier, quand on a eu le malheur de contracter la vérole ». Je pourrais même citer deux de nos plus estimables confrères qui ont joint la pratique au précepte, qui ont payé d'exemple en restant garçons, pour ce seul motif qu'ils avaient gagné la vérole dans leur vie d'étudiants. L'un d'eux, médecin des plus distingués, chez lequel le cœur est à la hauteur du talent, n'a jamais voulu se laisser dissuader par moi (qui ai l'honneur d'être son ami) de ce qu'il appelle « son incapacité au mariage ». « Vous avez beau dire, m'a-t-il répété cent fois, quand on a la vérole, on la garde pour soi, sans risquer de la donner à autrui, surtout à sa femme et à ses enfants ». Ce à quoi je ripostais à mon tour par la réplique suivante : « Quand on a la vérole, on la guérit; et, quand à force de soins on l'a rendue inoffensive pour les autres comme pour soi, alors, rentré dans les conditions communes, on a le droit moral d'aspirer au mariage ».

Et, en effet, Messieurs, la vérité ici n'est pas avec ceux qui veulent faire de la vérole un obstacle insurmontable, une interdiction permanente, éternelle, absolue, au mariage.

La vérité est que, sauf exceptions assez rares, la vérole ne constitue qu'une interdiction *temporaire* au mariage, et qu'un sujet syphilitique, après un certain stage de dépuration suffisante, revient à un état de santé qui lui rend pleine aptitude au double rôle d'époux et de père de famille.

Sur ce point, j'en appelle à l'observation commune, à l'observation journalière. Ne rencontrons-nous pas presque à chaque instant soit en ville, soit à l'hôpital, des sujets qui, ayant eu la syphilis dans leur jeunesse, se sont mariés plus tard, puis qui, mariés, d'une part *n'ont jamais communiqué quoi que ce soit de syphilitique à leur femme*, et, d'autre part, *ont eu des enfants sains*, bien portants, florissants, aussi vivaces et aussi bien doués qu'ils pouvaient les souhaiter?

Les cas de ce genre abondent et surabondent.

Je mets au défi tout médecin ayant une pratique de quelques années de ne pouvoir apporter son contingent d'exemples personnels à l'appui de la proposition si consolante que je viens d'émettre.

Pour ma seule part, j'ai en mains (à ne parler que des faits écrits) 87 observations relatives à des sujets syphilitiques, dûment syphilitiques, qui, s'étant mariés, n'ont jamais communiqué à leur femme le moindre phénomène suspect, et, de plus, ont engendré, à eux 87, un total de 156 enfants absolument sains (1).

Ces observations, que j'ai choisies entre beaucoup d'autres, sont des plus probantes pour moi, et elles le deviendront pour vous aussi, Messieurs, j'en ai l'espérance, quand je vous aurai dit que dans toutes il s'agit de malades et de ménages que j'ai scrupuleusement examinés et suivis, que j'ai eus sous les yeux plusieurs années au moins, et dont plusieurs même sont encore en relations assidues avec moi.

Au surplus, laissez-moi vous citer deux de ces observations comme exemples.

Deux de mes clients, anciennement syphilitiques, se marient, l'un sans me consulter, l'autre après avoir requis mon consentement.

Le premier a aujourd'hui *quatre enfants*, et le second *cinq*.

(1) V. Pièces justificatives, note 1.

Or, voilà une douzaine d'années que je suis le médecin de ces deux ménages, et je puis vous affirmer ceci en toute assurance : 1° que les femmes de ces deux malades n'ont jamais présenté le moindre phénomène suspect, la moindre manifestation qui ait analogie avec la syphilis ; — 2° que les neuf enfants de ces deux familles sont absolument sains et bien portants. Grâce à la sollicitude de leurs mères, j'ai pu les surveiller à loisir, depuis leur naissance jusqu'à ce jour, non pas seulement dans les diverses maladies, mais dans les plus légères indispositions dont ils ont été affectés. Jamais je n'ai rien surpris sur eux qui rappelât l'infection paternelle à un degré quelconque, sous une forme quelconque.

Que voulez-vous de plus? Voilà donc incontestablement deux ménages où la vérole du père n'a joué *aucun rôle*, où les choses ont marché comme elles auraient marché en l'absence de tout antécédent syphilitique.

Aussi, l'une de ces deux familles qui — pardonnez-moi cette digression incidente — offre le type accompli du bonheur domestique, m'a-t-elle suggéré plus d'une fois, sans qu'elle s'en doutât, une réflexion relative au sujet qui nous occupe actuellement. Plus d'une fois je me suis dit, assis en ami à cet heureux foyer et témoin de ses joies intimes : « Quelle faute n'aurais-je pas commise si, par crainte exagérée d'une ancienne maladie, j'avais empêché ce mariage ! Quelle faute n'aurais-je pas commise, si j'avais anéanti en germe toute la félicité présente de ces deux êtres aussi affectueusement unis, et si j'avais empêché ces beaux enfants de naître ! »

Donc, oui, cent fois oui, *on peut se marier après avoir eu la vérole*, et les suites d'un mariage contracté dans ces conditions peuvent être absolument heureuses, médicalement parlant. Cela, je l'affirme et le proclame bien haut, après avoir scrupuleusement étudié cette grave question au double point de vue clinique et social, après avoir religieusement consulté nombre d'observations personnelles ou étrangères. C'est là, pour moi, un fait acquis, une vérité démontrée.

Mais cela dit, j'ai hâte d'ajouter tout aussitôt : « Si l'on peut se marier après avoir eu la vérole, on ne peut et on ne doit se marier, dans cette situation spéciale, que sous bénéfice d'inventaire et à de certaines conditions auxquelles il est indispensable de satisfaire. »

Quelles sont ces conditions ? C'est là ce que nous allons essayer actuellement de préciser.

IV

Pour déterminer à quelles conditions il est permis médicalement et moralement à un sujet syphilitique de contracter une alliance, il nous faut rechercher tout d'abord comment et à quels titres cet homme peut devenir dangereux dans le mariage.

Tel est, naturellement, le point primordial à établir; car telle est la base de toute appréciation pour résoudre le problème qui va s'imposer à nous.

Or, à mon sens et comme je comprends la question,

un homme qui aborde le mariage avec des antécédents syphilitiques peut devenir dangereux dans le mariage des trois façons que voici : 1° comme mari ; — 2° comme père ; — 3° comme chef de la communauté sociale constituée par le mariage.

En d'autres termes, il peut devenir dangereux :

1° Pour sa femme ;

2° Pour ses enfants ;

3° Pour les intérêts communs de sa famille.

Voyons ce que signifie ce programme, et envisageons tour à tour les trois termes de la proposition que je viens de formuler.

V

Premier point : *Un homme qui aborde le mariage avec des antécédents syphilitiques peut devenir dangereux pour sa femme.*

Cela est évident, cela ne souffre pas discussion, en vérité. Il est manifeste qu'une jeune fille saine, livrée à un homme syphilitique, peut subir le contre-coup de cette syphilis. C'est là ce que dit le bon sens *a priori*, et c'est là aussi ce que confirme l'expérience.

Et, en effet, que de fois n'a-t-on pas vu, qui n'a pas vu des cas de ce genre? Une jeune fille se marie en parfait état de santé avec un homme qui a pris la syphilis dans sa vie de garçon ; quelques mois plus tard vous la retrouvez *syphilitique*, et syphilitique de par le fait, le fait seul de son mari.

Cette syphilis des jeunes mariées — disons-le incidemment, puisque l'occasion s'en présente — est même *assez fréquente,* bien plus fréquente à coup sûr qu'on n'oserait le supposer. A preuve tant et tant d'observations que vous trouverez consignées dans les divers recueils ; à preuve aussi la statistique suivante qui m'est personnelle. Sur un total de 572 femmes syphilitiques qui se sont présentées à moi dans ma pratique de ville, je n'en trouve pas moins de 81 qui ont contracté la syphilis *de leur mari, dans les premiers temps de leur mariage.* Ce chiffre est assez éloquent par lui-même pour n'avoir pas besoin de commentaires.

Avis donc aux familles qui n'ouvrent pas assez l'œil sur la santé de leurs futurs gendres et qui négligent de protéger leurs filles contre ces hommes légers, indifférents ou cyniques, pour lesquels il est de médiocre souci d'importer la vérole au foyer conjugal.

Ainsi le fait est patent : fréquemment de jeunes mariées reçoivent la syphilis de leur mari.

Ce fait, maintenant, il nous faut l'expliquer.

Comment les femmes reçoivent-elles, dans ces conditions, la syphilis de leur mari? Comment un époux syphilitique peut-il devenir dangereux pour sa femme? Comment, en un mot, s'opère médicalement la contagion syphilitique du mari à la femme?

De deux façons. De deux façons, dont l'une est très-simple, commune, banale, et dont l'autre est spéciale, mystérieuse, non démontrable matériellement, mais indéniable de par les résultats de l'observation. Je m'explique, et quelques développements vont être nécessaires ici.

I. — Le premier mode de contagion, celui qu'à l'instant je qualifiais de commun, de banal, consiste simplement en ceci : *transmission à la femme d'un accident contagieux survenu chez le mari après le mariage.*

Un mari syphilitique et non encore guéri de sa syphilis vient à être affecté d'une lésion suppurative d'ordre spécifique. Il a rapport, à ce moment, avec sa femme. Tout naturellement il contagionne cette femme par la lésion qu'il porte actuellement. Cela va de soi.

Rien que de très-simple, rien que d'absolument normal dans ce mode de contagion, qui est, comme chacun le sait, le mode *usuel* suivant lequel la syphilis se transmet, se propage, s'entretient.

Exemples du genre :

Un jeune homme se marie après quinze mois de syphilis. Il vient à présenter sur le gland deux érosions circinées, du genre de celles que nous appelons en langage technique syphilides papulo-érosives de forme annulaire. Considérant ces lésions comme des herpès (autre affection à laquelle d'ailleurs il est assez sujet), il continue à avoir rapport avec sa femme, et il lui communique ainsi la syphilis, qui débute sur elle par un chancre induré vulvaire, bientôt suivi d'accidents généraux.

Un autre jeune homme, appartenant à la haute société parisienne (1), se marie *malgré moi* après deux ans

(1) Je note à dessein cette particularité, comme je la noterai encore à l'occasion. Et, en effet, nombre de personnes s'imaginent et répètent que ces transmissions de syphilis dans le mariage ne se rencontrent guère que « parmi les basses classes », comme un résultat de l'ignorance, de l'incurie, de la misère, etc. Or, c'est là une illusion, une erreur grave, contre laquelle proteste la pratique journalière. Les cas de ce genre se rencontrent à peu près également dans toutes les classes,

de syphilis. Grand fumeur, il est souvent affecté de légères érosions labiales auxquelles il ne prend pas garde, qu'il s'obstine — toujours malgré moi — à ne pas regarder comme dangereuses et que, somme toute, il ne traite pas. Conséquence : il finit, avec l'une de ces érosions que j'avais considérée comme indubitablement syphilitique, par transmettre la syphilis à sa femme, sur laquelle à un moment donné je découvre un chancre induré de la lèvre inférieure.

Un de nos confrères contracte la syphilis. Il se traite, se croit guéri, et se marie trois ans plus tard. Quelques mois après, je reçois de lui une lettre désolée : « Une catastrophe lamentable, m'écrit-il, s'est abattue sur moi. Tout dernièrement j'ai eu le malheur de contagionner ma toute jeune femme (dix-neuf ans) ; et je l'ai contagionnée — c'est à n'y pas croire — avec une misérable petite papule de la verge, papule érosive, il est vrai, mais minime, absolument minime, au point que je ne m'en étais pas aperçu tout d'abord, et que plus tard je n'y pris pas garde ! »

Et ainsi, Messieurs, de tant et tant d'autres cas du même genre que je pourrais accumuler ici, sans doute quelque peu variables comme forme, mais toujours identiques comme fond.

Ce premier mode de contagion, je le répète, est donc

depuis les plus humbles *jusqu'aux plus élevées*. Je déclare, pour ma part, en avoir observé un grand nombre dans la haute bourgeoisie, voire dans l'aristocratie, c'est-à-dire dans un milieu social où l'éducation, la culture intellectuelle et morale, l'absence de besoins pécuniaires, l'indépendance de la personne, la libre satisfaction des désirs, etc., etc., sembleraient devoir exclure de telles hontes.

fréquent, même dans le mariage. Et comment ne le serait-il pas, vu l'extrême contagiosité des accidents secondaires de forme suppurative ; — vu la reproduction si facile et si fréquente des accidents de cet ordre chez les sujets syphilitiques imparfaitement traités ; — vu la multiplicité des rapports, des rapprochements, des contacts de tout genre, qui, dans la vie domestique, dans la vie de famille, exposent l'épouse à être contagionnée par l'époux ?

En l'espèce, la dernière considération que je viens de mentionner est d'ordre principal, et je vous prie de la remarquer. La contagion, en effet, est rendue si facile par cette communauté intime et incessante qui résulte du mariage, qu'elle devient presque fatale. De par l'expérience, il est rare de voir une jeune femme vivre longtemps au contact d'un homme syphilitique (ou inversement d'ailleurs, mais la réciproque ne nous intéresse pas pour l'instant), sans que le conjoint sain n'aboutisse à être contaminé par le conjoint malade. Ce qui a fait dire à un spirituel observateur, M. Dechambre : « La vérole se partage entre époux comme le pain quotidien. »

II. — Le second mode suivant lequel s'opère la contagion syphilitique dans le mariage est tout différent de celui qui précède et absolument spécial, comme vous allez le voir. Il consiste en ce qu'on appelle la *syphilis par conception*.

Peu connue, ou tout au moins peu accréditée parmi nous, reniée même par nombre de nos confrères, cette syphilis par conception doit trouver ici quelques développements, car elle fait partie, et partie essentielle de notre sujet (1).

Comment se présente-t-elle en clinique? Comment s'impose-t-elle à l'observation? Le voici.

Une jeune fille s'est mariée, pure et saine, avec un homme syphilitique, à syphilis non encore éteinte. Mandé près d'elle quelques mois plus tard, vous la trouvez syphilitique ; vous la trouvez, par exemple, affectée de symptômes secondaires évidents, tels que syphilides cutanées, plaques muqueuses buccales, croûtes acnéiformes du cuir chevelu, adénopathies cervicales, maux de tête, névralgies vagues, courbature, accès fébriles intermittents, alopécie, etc. Nul doute possible : cette femme est bel et bien syphilitique.

Cela constaté, vous vous mettez alors à la recherche du pourquoi et du comment de cette syphilis. Comment la syphilis a-t-elle frappé cette jeune mariée ; par quelle voie s'est-elle introduite ; quel en a été l'accident initial ; où a siégé le chancre, etc. ?

Et alors, un double étonnement va commencer pour vous.

D'abord, pas de trace de ce qu'on appelle l'infection primitive. Nul vestige de chancre, nul souvenir d'une lésion localisée, ayant précédé de quelques semaines les accidents actuels. « Passe encore pour le chancre, vous dites-vous ; car chacun sait que le chancre constitue souvent chez la femme une lésion minime, fugitive, qui peut facilement rester inaperçue de la malade et n'être

(1) Si je ne traitais cette question d'une façon exclusivement incidente, je devrais citer ici les opinions et les travaux bien connus de MM. Depaul, Diday, Hutchinson, de Méric, Melchior Robert, Bazin, etc., etc.

plus perceptible pour le médecin après un temps très-court. Mais du moins trouverai-je le bubon, car le bubon n'est pas seulement le compagnon fidèle du chancre, suivant le mot de M. Ricord ; c'en est aussi un *témoin posthume*, qui lui survit longtemps, qui l'atteste longtemps encore après sa disparition en tant que plaie, après sa cicatrisation ». Vous recherchez donc le bubon, et vous ne le trouvez pas davantage. Nulle trace, en aucun point, d'une adénopathie primitive. En un mot, rien autre que des accidents secondaires, comme si la syphilis s'était annoncée d'emblée sur la malade par des manifestations de ce genre, comme si elle n'avait pas eu de période primitive.

Cela, tout d'abord, est bien étrange, n'est-il pas vrai? Mais ce n'est pas tout. Une autre surprise vous attend tout aussitôt.

La syphilis ainsi constatée sur la jeune femme, vous prenez à part le mari, qui vous confesse, si vous ne les connaissez déjà, ses antécédents spécifiques. Et alors vous lui demandez naturellement quels accidents *nouveaux* il a éprouvés depuis son mariage, pour avoir ainsi contagionné sa femme. Sur ce, protestations, protestations formelles de votre client : « Non, vous dit-il, je n'ai rien eu de nouveau depuis mon mariage, rien, absolument rien. Je connaissais mon état ; j'avais été averti par mon médecin des dangers que pouvait courir ma femme s'il me survenait quelque accident semblable à ceux que j'ai eus jadis. Or, je me suis tenu sur mes gardes, je me suis examiné, je me suis surveillé scrupuleusement, et je puis vous affirmer de la façon la plus certaine que rien de suspect ne s'est produit sur moi depuis le jour de mes noces. Cela, je vous en réponds. »

Non content de ces assertions vous procédez à un examen en règle de votre client, et cet examen reste encore négatif. Pas le moindre accident actuel sur la peau, non plus que sur les muqueuses ; pas le moindre vestige d'un symptôme récemment évanoui.

De sorte qu'à prendre les choses telles qu'elles se présentent, force serait d'admettre ceci : que la jeune femme est devenue syphilitique au contact de son mari syphilitique, *sans que celui-ci ait été affecté du moindre symptôme extérieur capable de la contagionner* (1).

Ah ! sans doute, Messieurs, si les cas de ce genre ne s'offraient à l'observation qu'une fois par hasard, d'une façon tout exceptionnelle, on aurait strictement le droit de les révoquer en doute, de les rejeter et de dire : « Ce sont là des cas non-avenus, incomplets, défectueux; ce sont là des cas où il y a eu erreur, soit de la part de la femme qui n'a pas vu, qui n'a pas senti son chancre, soit de la part du mari qui se trompe ou qui nous trompe. Passons outre, donc, sans y attacher plus d'importance ». Mais c'est que les faits de

(1) Je ne mets pas en discussion ici la possibilité d'une contagion par le *sperme*. De vieille date il a été bien établi par l'observation clinique que le sperme d'un sujet syphilitique n'est pas susceptible de transmettre la contagion. L'expérimentation s'est prononcée récemment dans le même sens. On a inoculé à des sujets sains du sperme provenant de sujets syphilitiques, et, comme on devait bien s'y attendre, l'inoculation est restée sans résultat. (V. Mireur, *Recherches sur la non-inoculabilité syphilitique du sperme*, publiées dans les *Annales de Dermatologie et de Syphiligraphie*, t. VIII, 1876-77, p. 423. — Dr X..., communication orale.)

ce genre, tout au contraire, sont communs, sont fréquents ; c'est qu'ils se présentent à l'observation avec une insistance significative ; c'est qu'ils se présentent toujours identiques à eux-mêmes, toujours dans les mêmes conditions ; c'est enfin qu'ils s'imposent même parfois, dirai-je, en portant la conviction avec eux.

En l'espèce, il n'est pas que l'ordre des cas où l'on peut se réfugier derrière une fin de non-recevoir, où l'on peut exciper par exemple qu'on a eu affaire à un mari négligent, inconscient du danger, insouciant de sa personne, mauvais observateur, capable en un mot de laisser passer inaperçu sur lui-même un accident spécifique. Il est des cas d'un tout autre genre qui ont été recueillis sur des maris très-attentifs à leur état de santé, scrupuleux, consciencieux, prévenus des dangers résultant pour leur femme de leur ancienne diathèse, et n'ayant jamais cessé de s'examiner avec un soin minutieux. Il est des cas de même ordre, enfin, qui ont été observés *par des médecins sur eux-mêmes, dans leur propre famille.* J'en connais, et plusieurs, que malheureusement il m'est interdit de citer (1).

Or, quand des maris aussi sûrs d'eux-mêmes, quand des hommes de l'art viennent vous répéter à satiété : « Non, je vous l'affirme, je n'ai rien eu comme accident depuis mon mariage ; je n'ai présenté ni à la verge, ni à la bouche, ni ailleurs, la moindre érosion, la moindre égratignure, la moindre rougeur, capable de contagionner ma femme » ; — lorsque de telles assertions vous sont fournies avec de telles garanties, et lorsque ces as-

(1) Cf. J. Hutchinson, *Medical Times and Gazette*, décembre 1876, p. 643 et suiv.

sertions se reproduisent identiquement pareilles non pas seulement dans quelques cas, mais dans une foule de cas du même genre ; — lorsqu'un fait, si inexplicable, si extraordinaire qu'il puisse paraître, devient non plus l'exception, mais le fait usuel, habituel, presque général ; — en de telles conditions, force est bien de se rendre, de se départir d'une incrédulité d'ailleurs bien légitime et de dire finalement : « Soit ! voilà une femme qui, d'une part, a la syphilis *sans avoir présenté d'infection initiale*, et qui, d'autre part, a été contagionnée par son mari *sans que ce mari ait rien présenté de contagieux*. Mais alors, quel est donc ce mystère ? »

Quel est donc ce mystère? Eh bien, Messieurs, en voici la clef.

C'est que la femme devenue syphilitique de la sorte, sans accident initial, sans chancre, et devenue syphilitique au contact d'un mari exempt depuis son mariage de toute lésion contagieuse, c'est, dis-je, que cette femme est une femme ENCEINTE et qu'elle a pris la syphilis PAR CONCEPTION.

Dans les cas de ce genre en effet, Messieurs, il y a toujours un élément spécial qui intervient pour compliquer l'ensemble morbide, et cet élément nouveau, surnuméraire (passez-moi le mot), c'est la *grossesse*. En pareille situation, *la grossesse ne fait jamais défaut*. S'il vous arrive (et cela vous arrivera plus d'une fois dans votre pratique) de rencontrer une femme qui ait pris la syphilis sans présenter d'accidents primitifs et, de plus, qui ait pris la syphilis d'un conjoint syphilitique depuis longtemps exempt de tout symptôme suspect, portez toujours votre attention du côté d'une grossesse, interrogez, examinez la femme à ce point de vue ; et infailliblement vous arriverez à constater ceci :

Ou bien cette femme est enceinte actuellement, au moment de votre visite ;

Ou bien elle a été enceinte récemment, et vient soit d'accoucher, soit de faire une fausse-couche.

Ah ! s'il en est ainsi, si toujours et invariablement les faits que nous étudions se présentent de la sorte, avec l'addition nécessaire d'un élément spécial, à savoir la grossesse, ceci devient pour nous un trait de lumière.

Puisque les cas qui échappent aux lois normales de la contagion syphilitique se compliquent toujours d'un élément spécial qui y intervient d'une façon constante, est-ce que cet élément ne pourrait pas être cause de la dite anomalie ? Est-ce que la grossesse ne jouerait pas un rôle ici, pour déterminer cette dérogation apparente aux procédés usuels de la contagion ? Est-ce que cette femme, qui paraît devoir la syphilis à son mari, ne la tiendrait pas en réalité de son enfant, de cet enfant qui séjourne dans le sein maternel avec la syphilis qu'il a reçue de son père ?

Eh bien oui, Messieurs ; et telle est, à n'en pas douter, l'origine de cette syphilis, dans les cas en question ici. La femme-mère infectée de la sorte, c'est-à-dire devenue syphilitique sans accident initial et devenue syphilitique au contact d'un mari depuis longtemps indemne de tout accident extérieur, est une malade qui tient la syphilis non de son mari, mais *de son enfant*.

Ce n'est pas là une syphilis transmise par contagion, à la façon des cas usuels, des cas courants ; c'est là une syphilis conçue *in utero*, importée par l'enfant dans le sein de la mère, communiquée à la mère par son enfant; c'est là, en un mot, ce qu'on a appelé la SYPHILIS PAR CONCEPTION.

Ce serait sortir de mon sujet que d'aborder ici l'histoire clinique de cette syphilis par conception, si différente de la syphilis ordinaire et par son origine et par son évolution primordiale. Mais il importe que je ne vous laisse aucun doute sur son authenticité, et c'est dans ce but que j'ajouterai les quelques considérations suivantes.

1° D'abord, si l'on rejetait cette pathogénie de l'infection transmise à la mère par le fœtus dans l'ordre de cas qui nous occupe, la syphilis de ces jeunes mariées qui, d'une part, ne présentent jamais d'accident primitif, de chancre, et qui, d'autre part, reçoivent ou semblent recevoir la contagion d'un mari non contagieux, cette syphilis, dis-je, resterait absolument incompréhensible, absolument inexplicable.

Et, je vous le répète encore, les cas de ce genre sont trop nombreux, trop précis, pour qu'on puisse leur opposer une fin de non-recevoir, pour qu'on songe à les interpréter par des erreurs matérielles d'observation. Ils s'imposent véritablement en pratique, et il faut les subir en tant que faits, quitte à en discuter la théorie.

2° Ces mêmes cas, qui dérogent aux lois générales de la syphilis vulgaire, n'y dérogent jamais qu'avec l'addition d'un élément *spécial*, qui n'est autre que la grossesse. Toujours, invariablement, ils sont relatifs à des femmes enceintes ou récemment accouchées. Cela n'est-il pas significatif? Cela n'implique-t-il pas que la grossesse vient jouer ici un rôle *spécial*, pour modifier les conditions usuelles de la contamination syphilitique?

D'ailleurs, en l'espèce, il est certains faits plus probants encore, si c'est possible. Ces faits se résument en ceci :

Une femme saine est unie à un homme syphilitique; — tant qu'elle ne devient pas enceinte, elle reste indemne; — mais elle devient enceinte, et voilà tout aussitôt que la syphilis fait explosion sur elle.

Or, pourquoi cette immunité avant la grossesse, et pourquoi cette infection se produisant avec la grossesse, si la conception restait indifférente, si elle n'avait aucune part dans la contamination spécifique (1)?

3° Un troisième argument ressort des conditions morbides de l'enfant. Je m'explique.

Qu'advient-il de l'enfant dans l'ordre de faits dont nous parlons actuellement? Le plus souvent, à la vérité, il meurt avant de naître. Était-il ou n'était-il pas syphilitique? Nous n'en savons rien dans ce cas, et nous n'avons rien à en dire, quoique cependant le fait seul de sa mort constitue une présomption en faveur de la syphilis. Mais d'autres fois il arrive à la vie, et toujours alors la syphilis s'atteste sur lui par des symptômes non équivoques, *toujours il est syphilitique*.

Or, si l'enfant, dans ces conditions, est entaché de syphilis, qu'y a-t-il d'impossible ou d'extraordinaire à

(1) Des cas de cet ordre ont été signalés déjà par nombre de médecins. Je me borne donc à énoncer le fait, sans citer d'exemples particuliers.

ce qu'il transmette à sa mère, pendant sa vie intra-utérine, la maladie dont il est affecté?

Si la syphilis maternelle a la faculté (ce que tout le monde admet) de se réfléchir sur l'enfant, pourquoi la syphilis de l'enfant ne se réfléchirait-elle pas de même sur la mère? Quoi! Voilà un enfant qui, procréé syphilitique par le fait de son père, va vivre syphilitique pendant plusieurs mois dans le sein de sa mère; et vous trouveriez extraordinaire, impossible, que l'infection de l'enfant se transmît à la mère! Un organisme syphilitique est inclus dans un organisme sain, et l'un ne contaminerait pas l'autre! En vérité, ce n'est pas l'infection de la mère qui, en semblables conditions, constituerait à mes yeux un fait surprenant; pour moi, le fait surprenant serait que la mère restât réfractaire à de telles chances de contagion.

4° Au total, la syphilis par conception n'est que l'analogue de la syphilis qui, dans le cours de la grossesse, se réfléchit en sens inverse de la mère à l'enfant. Il faut donc — le bon sens l'indique — qu'elle obéisse aux mêmes lois que cette dernière, et c'est précisément ce qui a lieu, comme vous allez le voir.

Le propre de la syphilis héréditaire, vous le savez, c'est de faire invasion d'emblée par des accidents généraux, c'est de n'avoir pas de période primitive, c'est, en un mot, de rester exempte de ces deux accidents qui constituent le début fatal, nécessaire, de toute syphilis contractée par voie de contagion usuelle, à savoir : le chancre et l'adénopathie primitive, symptomatique du chancre.

Eh bien, il en est de même, exactement, pour la

syphilis de conception. Elle aussi n'admet ni chancre ni bubon au nombre de ses symptômes constitutifs. Elle aussi fait invasion d'emblée par des manifestations d'ordre général. — Et cette dérogation aux grandes lois qui régissent la syphilis dans ses formes habituelles trouve certainement sa raison dans le mode spécial qui préside ici à la contamination.

Telles sont, d'une façon assurément très-succincte, mais suffisante, je crois, en ce qui concerne notre sujet actuel, telles sont, dis-je, les considérations de divers ordres qui établissent ce fait indéniable de l'infection possible de la femme par voie de conception.

Le fait admis et accepté, il nous resterait maintenant à en discuter l'interprétation, si cela ne sortait du cadre où nous devons nous restreindre. Comment l'imprégnation syphilitique s'irradie-t-elle du fœtus à la mère, dans les cas que nous venons d'étudier? L'infection maternelle résulte-t-elle du contact d'un ovule fécondé, et se produit-elle soit dans les trompes, soit dans l'utérus, à l'époque où cet ovule n'est rattaché à la mère par aucune greffe organisée? Ou bien se produit-elle ultérieurement par les échanges de la circulation placentaire (1)? Ou bien reconnaît-elle quelque autre mode spécial, inconnu? Sur ce point confessons notre complète ignorance. Nous ne savons rien du procédé, du méca-

(1) C'est là ce que professe par exemple M. J. Hutchinson, qui a même donné à ce mode d'infection de la mère par l'enfant la dénomination expressive de *fœtal-blood contamination* (contamination par le sang fœtal). — V. mémoire cité, *Medical Times and Gazette*, 1876.

nisme de l'infection, et nous ne pourrions émettre à ce propos que des hypothèses sans valeur.

Toujours est-il que l'infection se produit dans ces conditions particulières, et que souvent, fort souvent, les femmes en sont victimes. Cela seul nous suffit à connaître pour le sujet que nous avons en vue. Retenons donc le fait, et laissons de côté l'interprétation.

Cela posé, réunissons les éléments qui précèdent, et résumons ce qui a trait à notre première proposition en disant :

Un homme qui aborde le mariage avec des antécédents syphilitiques peut devenir dangereux pour sa femme de deux façons :

1° *Directement*, par les *accidents contagieux*, transmissibles, qui peuvent survenir chez lui après le mariage ;

2° *Indirectement*, par son *pouvoir fécondant*, c'est-à-dire par la *procréation d'un enfant dont l'infection peut se réfléchir sur la mère.*

VI

Second point : *un homme qui aborde le mariage avec des antécédents syphilitiques peut devenir dangereux pour ses enfants.*

I. — Jusqu'à une époque très-voisine de la nôtre, l'hérédité *paternelle* de la syphilis était un fait accepté sans conteste, à quelques exceptions près. On ne mettait pas en doute qu'un père syphilitique ne pût, ne dût même engendrer des enfants syphilitiques. C'était là une opinion généralement admise, et la science semblait définitivement fixée sur ce point.

Or, les choses ont bien changé de face dans ces derniers temps. Des observations nombreuses, des travaux importants ont surgi de divers côtés, ne tendant à rien moins qu'à restreindre singulièrement l'influence paternelle dans la transmission héréditaire de la syphilis (1). Pour plusieurs auteurs, l'hérédité paternelle de la syphilis ne serait plus qu'un fait rare, presque exceptionnel. Mais ce n'est pas tout ; on est allé plus avant dans cette voie. On est allé jusqu'à récuser l'influence paternelle dans la transmission de la maladie, et à dire : « L'influence du père est nulle, absolument nulle, pour la transmission de la syphilis au fœtus. L'enfant d'un homme syphilitique naît sain, exempt de syphilis, et bien portant ».

Vous concevez, Messieurs, quelle importance a la

(1) Cullerier, *De l'hérédité de la shphilis* (*Mémoires de la Société de chirurgie de Paris*, 1851, t. IV, p. 230).

Notta, *Mémoire sur l'hérédité de la syphilis* (*Archives générales de Médecine*, 1860, t. I).

Charrier, *De l'hérédité syphilitique* (*Archives générales de Médecine*, 1862, t. II).

Durac (J.-E.) *De l'hérédité de la syphilis* (*Thèses de Montpellier*, 1866).

Mireur (H.), *Essai sur l'hérédité de la syphilis* (*Thèses de Paris*, 1867).

Owre (Adam), *Sur l'étiologie de la syphilis héréditaire.* — Publications diverses, de 1868 à 1878. Analyse dans les *Annales de Dermatologie et de Syphiligraphie*, publiées par A. Doyon, t. V, p. 388. — Association française pour l'avancement des sciences, 7e session, Paris, 1878.

Sturgis (F.-R), Note sur quelques points d'étiologie de la syphilis héréditaire (Analyse *in Annales de Dermatologie et de Syphiligraphie*, publiées par A. Doyon, 1877, t. IX, p. 113).

Etc., etc.

question pour le sujet spécial qui nous occupe actuellement. Car, en face d'un client syphilitique qui vient nous consulter pour savoir s'il peut ou non se marier, notre responsabilité serait allégée d'autant si nous avions par-devers nous la certitude que cet homme, bien que syphilitique, ne peut en rien être préjudiciable à ses enfants. Cela va de soi.

Examinons donc cette question avec tout le soin, toute la sollicitude dont elle est digne.

Or, pour contenir une part de vérité, les doctrines nouvelles qui ont été introduites dans la science relativement à la non-transmission de la syphilis par hérédité paternelle ou, d'une façon plus générale encore, à la non-influence de la syphilis paternelle sur les enfants, ces nouvelles doctrines, dis-je, contiennent des exagérations manifestes, et plus que des exagérations, des erreurs absolues, considérables, dangereuses au point de vue social, dangereuses à tous égards, et qu'il importe en conséquence de combattre énergiquement.

Pour ma part, en effet, d'après ce que j'ai vu par moi-même comme d'après nombre d'observations qui m'ont été fournies soit par mes lectures, soit par d'obligeantes communications, je tiens pour constant qu'un père syphilitique, en puissance d'une syphilis encore jeune et vivace, peut être éminemment préjudiciable à ses enfants. Et cela, je suis en mesure d'en fournir les preuves, comme vous allez le voir.

D'abord, à raisonner la chose au point de vue de la

théorie pure, comment admettre un seul instant que l'état d'un père syphilitique puisse être inoffensif pour sa progéniture ? Quoi ! Alors que nous voyons à chaque moment et d'une façon si manifeste l'hérédité paternelle se traduire sur l'enfant par tant et tant de ressemblances de tout ordre, alors que nous la voyons s'attester non seulement par des analogies physiques ou morales, mais encore par des analogies pathologiques des plus saisissantes, nous pourrions croire que cette hérédité ne s'exercerait pas à propos d'une maladie telle que la syphilis, à propos d'une maladie diathésique par excellence, chronique par excellence, imprégnant assez profondément l'organisme pour avoir la double liberté et d'affecter tous les systèmes et de développer ses manifestations presque à toute période, à toute échéance, jusqu'à trente, quarante et cinquante ans au delà de son origine ! Une maladie de ce genre, nous pourrions l'accepter comme indifférente héréditairement du père à l'enfant ! S'il en était ainsi, ce serait là, en vérité, une anomalie plus qu'étrange ; ce serait là une dérogation monstrueuse à tout ce que nous connaissons relativement aux lois générales de l'hérédité.

Donc, la syphilis du père ne saurait rester inoffensive sur le produit de conception ; voilà ce que préjuge la théorie, voilà ce à quoi aboutit en l'espèce une légitime induction basée sur des éléments d'observation commune.

Mais en pareille matière, sur un sujet à la fois si difficile et si sérieux, nous ne saurions nous suffire de comparaisons, d'inductions indirectes, de raisonnements *à priori*. Ce sont des faits et des faits précis qu'il nous faut. Consultons donc la clinique, et voyons ce qu'elle nous apprend.

Commençons par faire la part la plus large possible (en regrettant de ne pouvoir la faire plus large encore) aux partisans de la doctrine que nous allons combattre, et disons avec eux :

Oui, il est vrai, absolument vrai, qu'on rencontre en pratique quantité d'hommes qui, ayant contracté la syphilis avant leur mariage, ont eu des enfants sains, indemnes de syphilis, leurs femmes étant elles-mêmes restées saines et indemnes.

Des exemples du genre s'observent à chaque instant dans la pratique de ville. MM. Ricord, Cullerier, Notta, Charrier, Durac, Mireur et tant d'autres que je passe sous silence, ont relaté des cas de cet ordre aussi authentiques, aussi convaincants que possible. Pour ma part, mon observation personnelle concorde pleinement avec celle des auteurs que je viens de citer, et je trouve dans mes notes (à ne parler que des observations contrôlées par moi de visu) 87 cas dans lesquels des pères syphilitiques, mariés à des femmes saines et restées saines, ont eu des enfants *sains*, absolument exempts de toute manifestation syphilitique, de tout symptôme suspect (1).

Je répugne à relater ici des cas particuliers, tant la chose est commune et banale. Cependant il est telles et telles observations dans lesquelles la non-influence du père sur l'enfant se traduit d'une façon si manifeste, si

(1) V. *Pièces justificatives*, note 1.

éclatante, que vous me pardonnerez bien de vous en citer quelques-unes, pour mieux fixer vos convictions à ce sujet.

Un malade de notre distingué confrère, M. Charrier, était affecté de la syphilis depuis plusieurs années, quand il devint père, exactement à la même époque, de *deux enfants*, à savoir : l'un né de sa femme, à laquelle il avait communiqué la syphilis ; — l'autre né d'une maîtresse, exempte de tout antécédent spécifique. Or, qu'arriva-t-il? C'est que, de ces deux enfants, l'un, l'enfant légitime, vint au monde avec la syphilis, et que l'autre, l'enfant naturel, naquit et resta sain (1).

Conclusion formelle, irrécusable : alors que la mère est saine, l'influence syphilitique du père peut être nulle sur le produit de conception.

Autre exemple, celui-ci dû à M. Mireur : Un homme se marie après onze mois de syphilis et devient père (sa femme restant toujours indemne) d'un bel enfant, absolument sain. Or, cet enfant était tellement sain, il était si peu entaché du moindre vice spécifique, qu'à l'âge de deux ans il contracta la syphilis; et de qui? De son père! Le père portait à la bouche une érosion secondaire ; il embrassa son enfant sur la bouche, et lui communiqua de la sorte un chancre de la lèvre (2).

Mais il y a plus, et voici deux ordres de faits plus confirmatifs encore, en ce qu'ils comportent un élément

(1) Charrier, *De l'hérédité syphilitique* (*Archives générales de Médecine*, 1862, t. II, p. 327).

(2) Thèse citée, page 26.

additionnel, surnuméraire, à savoir : l'explosion d'accidents syphilitiques sur le père, soit postérieurement à l'époque de la conception, soit au moment même de la conception. Et cependant les enfants nés en de telles conditions ont pu échapper à l'hérédité syphilitique, quoique l'infection paternelle fût encore manifestement persistante ou même se traduisît par des symptômes actuels, contemporains de la procréation. Je m'explique.

Ainsi :

1° Il est d'observation fréquente de voir des hommes syphilitiques engendrer des enfants sains, et présenter *ensuite* tels ou tels accidents de syphilis, témoignages non équivoques de la persistance de la diathèse à l'époque où la conception s'est produite.

Exemple : un de mes clients, syphilitique depuis une dizaine d'années, se marie exempt de tout phénomène diathésique apparent, et devient père de six enfants. Ces six enfants, dont l'aîné est actuellement âgé de onze ans, je n'ai cessé de les avoir sous les yeux depuis leur naissance ; j'ai assisté à leurs moindres indispositions, même les plus légères, et je suis autorisé à les déclarer tous absolument sains. Leur mère, non plus, n'a jamais présenté le moindre symptôme suspect. Or, *après la naissance de son troisième enfant*, cet homme a été affecté d'une syphilide tuberculeuse du thorax ; et, de plus, *consécutivement à la naissance de son cinquième enfant*, j'ai dû le traiter derechef pour une gomme palatine d'aspect assez menaçant.

Donc, voilà un homme qui a engendré six enfants sains en dépit d'une syphilis vivace, persistante, et s'accusant encore par des symptômes intenses au delà de l'époque de conception de ces divers enfants.

De même, un de mes anciens clients se marie, sans me consulter, en dépit d'une syphilis très-insuffisamment traitée. Il a deux enfants, que je puis dire n'avoir pas perdus de vue depuis leur naissance et qui sont toujours restés exempts de la moindre manifestation spécifique. (L'aîné est actuellement âgé de quatorze ans et le plus jeune de douze.) Or, cet homme vient de succomber récemment à une syphilis cérébrale, non pas seulement diagnostiquée telle de par les symptômes cliniques, mais vérifiée par examen microscopique.

Ces deux faits et tant d'autres que j'y pourrais joindre ne sont-ils pas absolument démonstratifs (1)?

2° Mais ce n'est pas tout encore. On a vu des sujets syphilitiques engendrer des enfants sains, indemnes du moindre symptôme suspect, alors qu'ils se trouvaient en *pleine période secondaire*, alors qu'ils étaient affectés, *au moment même de la conception*, d'accidents divers de syphilis, alors en un mot qu'ils n'avaient pas encore dépassé cette redoutable période où la diathèse fait, pour ainsi dire, sa crise aiguë et semble rationnellement devoir être le plus pernicieuse comme dangers de transmission héréditaire (2).

J'ai dans mes papiers quelques cas de ce genre. Mais

(1) Dans une statistique qui sera produite plus loin (V. *Pièces justificatives*, note 1), le lecteur ne trouvera pas moins de trente-cinq cas de ce genre, tous relatifs à des sujets syphilitiques qui ont engendré des enfants sains et qui, après la naissance de ces enfants, ont été repris de divers accidents spécifiques.

(2) Plusieurs cas de ce genre se trouvent consignés dans l'intéressant travail de M. Notta, auquel nous avons déjà fait allusion précédemment (*Arch. général. de Méd.*, 1860, t. I).

aucun d'eux, à coup sûr, n'est aussi convaincant qu'un fait de même ordre qui m'a été obligeamment communiqué par notre si distingué collègue, M. Maurice Raynaud, et qui, recueilli dans des conditions toutes spéciales, offrant une chronologie de précision quasi mathématique, mérite à tous égards de trouver place ici.

Un homme marié contracte la syphilis dans une aventure extra-conjugale. Pendant plusieurs mois, il trouve d'ingénieux prétextes pour éviter un rapport avec sa femme ; mais enfin, un jour, il s'oublie. Le lendemain, il accourt épouvanté chez M. Raynaud, qui constate sur lui des plaques muqueuses à la bouche. Neuf mois plus tard, jour pour jour, et sans aucun autre rapprochement ultérieur, la jeune femme accouche, et accouche d'un enfant sain, lequel, âgé de dix ans au moment où je vous parle, n'a jamais présenté le moindre phénomène d'infection syphilitique.

Ainsi, voilà un homme syphilitique qui, *le jour même où il engendre un enfant*, présente des accidents d'ordre secondaire, et dont l'enfant néanmoins naît exempt de syphilis ! — Quoi de plus probant ?

Donc, vous le voyez, Messieurs, je ne dissimule rien. Bien loin de là, j'insiste au contraire de toutes mes forces sur ces faits si curieux de non-transmission héréditaire de la syphilis par influence paternelle; car ces faits constituent, à mon sens, une des acquisitions les plus intéressantes de la science contemporaine, et je n'ai pas à dire quelle importance ils acquièrent relativement au sujet qui nous occupe actuellement.

La conclusion de ce qui précède est que l'hérédité syphilitique provenant du père (et du père seul, la mère restant saine) est beaucoup moins active, beaucoup plus restreinte, qu'on ne l'avait cru jusqu'ici.

Étant donnés, d'une part, un mari syphilitique et, d'autre part, une femme saine, il y a toutes chances pour que l'enfant issu de ce couple naisse exempt de syphilis.

Voilà ce que, contrairement aux croyances anciennes, ont nettement et positivement établi les recherches contemporaines ; et ce résultat, à coup sûr, ne laisse pas, en ce qui nous touche, d'être des plus consolants.

II. — Mais cela reconnu, cette concession faite aux partisans de la doctrine que je combats, je reprends aussitôt mes droits au nom de l'observation, au nom de la clinique, et je dis à mes adversaires :

Non, il n'est pas vrai, bien malheureusement, qu'en fait de syphilis l'influence paternelle soit aussi inoffensive qu'on s'est plu à le prétendre ; non, moins encore, il n'est pas vrai qu'elle soit *nulle*, qu'elle ne s'exerce en rien et jamais sur le fœtus. Pour avoir émis de telles propositions, il faut que vous n'ayez vu qu'un côté de la question, il faut que vous n'ayez envisagé qu'un des éléments du problème. Car il y a un abîme entre les conclusions auxquelles vous avez été conduits et celles qui dérivent d'une observation intégrale des faits cliniques. Jugez-en au surplus par ce qui va suivre.

En premier lieu, si l'hérédité paternelle, comme

nous venons de le dire, ne s'exerce que d'une façon rare, exceptionnelle, toujours est-il qu'elle s'exerce *quelquefois*. On a vu des enfants naître syphilitiques du fait de leur père, leur mère restant indemne de toute contamination. Nombre de cas de ce genre ont été relatés par divers auteurs, notamment par MM. Ricord, Trousseau, Diday, Depaul, Cazenave, Bazin, Hardy, Bœresprung, Hutchinson, Bassereau, Beyran, Martinez y Sanchez, Liégeois, de Méric, Martin, Parrot, Lancereaux, Kassowitz, Charpentier, Pozzi, Keyfel, Carl Ruge, etc., etc. (1). J'en ai également observé quelques-

(1) Voir un travail intéressant du Dr Léon Richard (*Étude sur l'hérédité dans la syphilis; de l'influence du père*, Thèses de Paris, 1870), qui reproduit en résumé un certain nombre des cas en question ici.

Voir aussi : Piquand, *Influence de la syphilis des générateurs sur la grossesse* (Thèses de Paris, 1868).

Bricard (Ph.), *De la transmission de la syphilis du père à l'enfant avec immunité de la mère* (Thèses de Paris, 1871).

Kassowitz, *Die Vererbung der Syphilis*, Vienne, 1876.

Carl Ruge, *Ueber die Fœtus sanguinolentus* (Zeit. für Geburtsh und Gynäkologie. B. I. — Analyse par Porak, dans la *Revue des Sciences médicales* publiée par G. Hayem, t. XII, p. 203).

M. le professeur Parrot me racontait encore, ces derniers jours, un fait de ce genre observé par lui dans des conditions particulières qui ne laissent aucune prise à l'erreur. « Un jeune homme se marie en puissance de syphilis. Il a deux enfants, qui présentent l'un et l'autre les symptômes les moins douteux de syphilis héréditaire. Or, leur mère, assidûment surveillée, minutieusement examinée depuis son mariage, n'a jamais présenté et ne présente encore aucun symptôme suspect. Il est hors de doute qu'elle soit restée indemne. »

M. Hutchinson est bien autrement affirmatif encore en faveur de l'hérédité paternelle. D'après lui, la plupart des syphilis héréditaires dériveraient du père exclusivement : « I am firmly of opinion that, in a large majority of instances in English practice, inheritance of syphilis is *from the father*, the mother having never suffered before conception ». (*Medical Times and Gazette*, déc. 1876). — V. de même : *A clinical memoir on certain diseases of the eye and ear consequent of inherited syphilis*. Londres, 1863 ; p. 209, Aph. XIV. — *On the transmission*

uns pour ma part, quoique bien peu nombreux relativement, je l'avoue (1). Ainsi, je voyais dernièrement un de nos confrères qui, me faisant l'honneur de me consulter pour une syphilis ancienne, me disait « avoir eu cinq enfants syphilitiques, bien que sa femme, examinée par lui avec un soin vigilant, soumise à une surveillance assidue, n'eût jamais présenté le moindre symptôme diathésique ».

Que parmi les faits cités à l'appui de cette thèse et reproduits dans diverses monographies, divers recueils, il y en ait un certain nombre à exclure, à récuser pour raison de garanties insuffisantes, je n'en disconviens pas; bien plus, je l'affirmerais au besoin. Mais serait-il possible de les récuser *tous*, à la fois et en bloc? Est-il à croire que tous les auteurs qui ont vu, publié, commenté de tels faits soient tombés à l'unisson dans une même erreur, en méconnaissant tous la syphilis sur les mères des enfants qu'ils avaient sous les yeux? Non, en vérité. Cela n'est pas admissible. Quelque zélé partisan qu'on soit d'une doctrine nouvelle, on n'est autorisé, ce me semble, à jeter par-dessus bord tout le faisceau d'observations antérieures qui contrecarrent cette doctrine qu'après une longue, très-longue et ultra-suffisante expérience. Or, une expérience de ce genre nous fait encore défaut. De sorte qu'en définitive, dans l'état actuel de nos connaissances, force nous

of syphilis from Parent to Offspring (*The Bristish and foreign med. chir. Review*, 1877, vol. LX, p. 455).

(1) Je ne trouve dans mes notes que huit cas de ce genre. Encore quelques-uns de ces cas manquent-ils, je le confesse, des garanties d'authenticité qui seraient exigibles en matière aussi délicate et aussi controversée.

est bien de tenir compte des faits produits en faveur de l'hérédité paternelle et d'admettre ceci :

Que, *si rare, si exceptionnelle relativement que paraisse être la transmission héréditaire de la syphilis du père au fœtus, elle peut cependant s'exercer suivant ce mode dans un certain nombre de cas.*

Conséquemment, en ce qui nous concerne, c'est là un premier danger avec lequel il faut compter, pour le verdict à rendre sur l'aptitude au mariage d'un sujet entaché de syphilis.

III. — Mais encore n'est-ce là, comme vous allez le voir et comme j'ai à cœur de vous en convaincre, que le petit côté de la question. Car, d'une façon bien plus fréquente et bien moins contestable, la syphilis du père crée pour l'enfant d'autres dangers d'ordre plus grave.

Quels sont donc ces dangers ?

Ils consistent, sommairement, en ceci :

1° L'*inaptitude à la vie*, se traduisant par la mort rapide du fœtus, mort qui se produit soit *in utero*, soit à très-court délai après l'accouchement ;

2° Des vices constitutionnels, des aptitudes morbides, des déchéances, des infériorités natives, des malformations congéniales, des arrêts de développement, etc., qui, pour moi comme pour nombre de médecins, constituent des expressions modifiées, transformées, de l'hérédité spécifique.

Or, voilà à coup sûr, relativement à la question dont nous poursuivons l'examen, toute une série de considérations bien dignes de notre sollicitude. Nous sommes ici en plein cœur de notre sujet. Insistons donc sur les divers points que je viens de soulever.

J'ai dit, d'abord, qu'une des conséquences de la syphilis paternelle pour l'enfant peut être l'inaptitude à la vie, inaptitude se révélant par la *mort in utero*. En d'autres termes, *l'enfant né d'un père syphilitique et d'une mère saine est exposé, par le fait de la syphilis paternelle, à mourir avant de naître.*

C'est là un premier point sur lequel ma conviction est bien établie aujourd'hui. De vieille date j'avais été frappé de la fréquence des avortements dans les ménages où l'époux est infecté de syphilis, la femme d'ailleurs étant restée saine. Plus tard, j'ai voulu confirmer cette impression générale par une enquête précise instituée sur le sujet. Dans ce but, je me suis attaché à noter d'une façon très-exacte, relativement à tous les cas qui se sont présentés à mon observation, les résultats de l'union d'un homme syphilitique avec une femme saine. Or, après plusieurs années d'investigation en ce sens, le dépouillement de mes observations ne me fournit pas moins d'une *cinquantaine* d'avortements s'étant produits dans les conditions précitées, et s'étant produits sans autre cause possible à invoquer que la diathèse paternelle.

Et veuillez noter (ceci est essentiel à spécifier) que les éléments de cette statistique ont été recueillis dans la clientèle de ville, dans la clientèle bourgeoise, c'est-à-dire dans un milieu social où les conditions anti-hygiéniques de misère, de travail forcé, de fatigues, d'alimentation insuffisante, d'excès, de débauche, etc., n'ont à jouer aucun rôle comme causes prédisposantes à l'avortement. Notez qu'elle a été recueillie (ainsi que le démontre l'analyse de mes observations) sur des femmes jeunes, très-bien portantes pour la plupart, récemment mariées, ne présentant aucune lésion utérine, etc. De sorte que, dans tous les cas qui la composent (réserve faite pour deux ou trois tout au plus), aucune cause, soit constitutionnelle, soit accidentelle, ne peut être invoquée comme raison suffisante de l'avortement. L'avortement y reste inexpliqué de par les influences prédisposantes ou déterminantes auxquelles il est usuellement imputable, tandis qu'en revanche un élément étiologique commun réunit tous ces cas et se présente pour leur servir d'explication commune, à savoir : la *syphilis du mari*. Cela n'est-il pas déjà bien fait pour imposer la conviction?

Ajoutez d'ailleurs que cette influence funeste de l'hérédité paternelle ne se traduit pas toujours par un avortement unique. Souvent elle se prolonge, souvent elle se continue dans le cours de plusieurs grossesses plus ou moins rapprochées. De sorte que deux, trois, quatre fausses couches se succèdent parfois coup sur coup, sans explication autre que la syphilis du mari. Les cas de ce genre ne sont pas rares, je le répète, et j'en pourrais citer plus d'une vingtaine d'exemples pour ma seule part (1).

De tels faits, à coup sûr, sont significatifs par eux-

(1) Cf. J. Hutchinson, *On the transmission of syphilis from Parent to Offspring* (*The Bristish and foreign med. chir. Review*, 1877, vol. LX).

mêmes. Mais ils prennent une valeur bien plus formelle encore quand une contre-épreuve vient s'y ajouter de la façon suivante. Averti par son médecin de la cause probable de ces avortements successifs, le mari se soumet à un traitement spécifique prolongé. Survient ultérieurement une nouvelle grossesse, laquelle amène un enfant à terme. Succèdent d'autres grossesses, et celles-ci ne sont pas moins heureuses. Oh! alors l'évidence est manifeste ; comment récuser en pareille circonstance l'influence corrective du traitement sur la diathèse syphilitique, et comment méconnaître l'influence de cette diathèse sur les grossesses antérieures ? Avortements successifs *avant* le traitement ; grossesses heureuses *après* le traitement ; que voulez-vous de plus démonstratif?

Or, des cas de ce genre existent dans la science. Il en existe surtout en bien plus grand nombre dans la mémoire des praticiens, comme j'ai pu m'en convaincre par maintes conversations avec mes confrères. J'en ai observé plusieurs pour ma seule part, tels que le suivant, par exemple, qui m'a vivement frappé au début de ma carrière et que je ne puis résister au désir de vous relater succinctement.

Il y a une quinzaine d'années, je rencontre par hasard un ancien camarade de collège que j'avais perdu de vue depuis longtemps. Nous causons, et ledit camarade me conte ses chagrins : « Tu me vois désolé, me dit-il ; ma femme vient de faire une quatrième fausse couche, à quelques mois de grossesse ; et ce qu'il y a de pis, c'est que toutes ces fausses couches se sont produites sans la moindre cause, sans chute, sans imprudence. Ma femme est grande, forte, bien constituée, bien portante ; et cependant je prévois bien, à mon grand chagrin, qu'elle ne me donnera jamais d'enfants. »

Un souvenir alors me traverse l'esprit, et je réplique : « Mais peut-être bien ta femme n'est-elle pas aussi responsable que toi de ces fausses couches successives. Je t'ai connu il y a quelques années, au quartier latin, avec une belle vérole que tu ne me paraissais pas soigner d'une façon bien exemplaire. A ta place je me traiterais, je reprendrais du mercure et de l'iodure. »

Bien que donné à l'aventure, en pleine rue, le conseil fut suivi, et le traitement spécifique repris avec intensité. Or, quinze mois plus tard, la femme de mon ami accouchait à terme d'un enfant vivant, qui a aujourd'hui une douzaine d'années. Et depuis lors, elle a eu trois autres grossesses qui n'ont pas été moins heureuses (1).

La conclusion de tout cela est que, sans contradiction possible, nombre d'avortements, survenant sans cause sur des femmes saines, ne reconnaissent d'autre raison que la syphilis du mari.

L'*influence syphilitique du père tue le fœtus in utero ;* voilà un fait qui, étayé sur des observations aussi authentiques que nombreuses, mérite de prendre place dans la science ; et je m'étonne qu'il n'ait pas été plus remarqué jusqu'à ce jour.

En second lieu, cette même *inaptitude à la vie* de

(1) M. Depaul a relaté plusieurs faits de ce genre dans ses savantes leçons cliniques.

l'enfant procréé par un père syphilitique se traduit encore par une *mort immédiate ou rapide après l'accouchement.*

Dans la statistique à laquelle j'ai emprunté les faits qui précèdent, je ne trouve pas moins de trente-six autres cas de grossesses (toujours issues d'un *père syphilitique* et d'une *femme saine*) qui ont amené à terme des enfants *mort-nés* ou des enfants mourants, chétifs, étiolés, rabougris, vieillots, destinés à une mort rapide.

Quelquefois encore (détail curieux et essentiel à connaître pour la pratique) les enfants procréés dans ces conditions viennent au monde dans des conditions passables ou moyennes ; puis, après quelques jours, après quelques semaines tout au plus, ils s'éteignent subitement, ils meurent *sans maladie*, sans cause apparente, d'un jour à l'autre. De quoi meurent-ils? Je ne saurais le dire, car, dans les quelques cas où il m'a été donné d'en pratiquer l'autopsie, je n'ai rien découvert qui pût m'expliquer ce genre de mort. Toujours est-il qu'ils succombent d'une façon très-rapide, presque instantanée, et cela sans secousse, sans symptômes morbides bien manifestes, à la très-grande surprise de leurs parents et du médecin. Et sans doute ils ne succombent que par le fait d'un vice congénital, d'une débilité native, d'une « *inaptitude native à la vie* », bien plutôt que d'une cause morbide incidente, éventuelle, surajoutée.

Ce n'est pas tout encore. Plus j'avance dans la pratique, plus je me sens envahi par cette conviction qu'au delà de la naissance l'influence d'un père syphilitique sur son enfant se traduit encore de diverses façons : par une débilité organique, générale ; — par une constitution affaiblie, appauvrie, « délicate », comme disent les gens du monde, inférieure à la moyenne normale ; — par une résistance moindre aux causes morbifiques, laquelle imprime aux maladies incidentes un caractère de malignité pernicieuse ; — par une tendance aux accidents nerveux, notamment aux convulsions ; — par une tendance aux affections lymphatiques et scrofuleuses, etc., etc.

Mais laissez-moi pour l'instant réserver cet ordre de considérations sur lequel nous aurons bientôt à revenir à propos de l'hérédité mixte, je veux dire de l'hérédité paternelle et de l'hérédité maternelle combinées, et dont je vous entretiendrai alors avec détails.

Donc, en résumé, l'influence héréditaire de la syphilis paternelle est bien loin d'être aussi inoffensive, aussi minime, aussi « nulle », qu'il a plu à certains auteurs de l'avancer. On a dit que l'enfant procréé par un père syphilitique n'avait que peu de chose, voire n'avait rien à redouter de l'héritage paternel (1). C'est là une grande et dangereuse erreur, que réprouve le bon sens *à priori*, que réfute la clinique de par l'observation.

En réalité, l'influence paternelle, pour ne s'exercer (ainsi que nous l'avons établi précédemment) que dans un nombre de cas limité, n'en est pas moins sujette à

(1) Critiquant cette doctrine, M. Voillemier a dit spirituellement : « Si l'on acceptait les idées de M. Cullerier, *le père ne serait plus que l'occasion d'un enfant*. On ne serait plus en réalité que *l'enfant de sa mère*. » (*Gazette des hôpitaux*, 1854, p. 303.)

s'exercer quelquefois d'une façon très-positive, très-authentique; — et alors elle se traduit suivant trois modes différents :

Soit, ce qui est le cas exceptionnel, par la transmission de la syphilis au fœtus;

Soit, ce qui est bien autrement commun, par la mort de l'enfant;

Soit, enfin, par des dégénérescences natives du germe, qui se révèlent ultérieurement sous des formes morbides très-variées.

IV. D'ailleurs, ne perdons pas de vue cet autre point capital : un père syphilitique n'est pas seulement dangereux pour ses enfants en sa qualité de père; il est ou peut devenir dangereux pour eux en sa qualité d'époux de leur mère, si je puis ainsi parler. En d'autres termes, il peut devenir dangereux pour eux *de par la syphilis qu'il court risque de communiquer à sa femme.*

Et alors, le père et la mère devenant syphilitiques l'un et l'autre, quel sera le sort des enfants issus de ce couple infecté?

Ah! c'est ici, Messieurs, que se présente une page de pathologie désolante à écrire; c'est ici que commence pour les familles une situation véritablement navrante, qu'il faut avoir observée dans tous ses détails et sous ses formes diverses pour en comprendre les douleurs.

Cette situation, que j'aurais à cœur de vous dépeindre fidèlement dans l'intérêt du grave sujet qui nous occupe, la voici copiée sur nature dans sa triste réalité :

Deux jeunes gens se sont mariés il y a peu de temps. La femme est devenue enceinte et soupire déjà après son titre de mère. Les deux familles, pleines de ce doux espoir qui prélude à la venue d'un nouveau-né, attendent impatiemment le résultat de cette grossesse. Or, quel sera ce résultat? Qu'adviendra-t-il de l'enfant procréé dans les conditions que nous supposons actuellement, c'est-à-dire issu à la fois d'un père syphilitique et d'une mère syphilitique?

Ce qu'il adviendra de lui, nous pouvons, nous médecins, l'annoncer à l'avance; car, sauf exceptions rares, son avenir est compris dans les trois alternatives suivantes :

1° Ou bien cet enfant *mourra avant de naître;*

2° Ou bien *il viendra à la vie, mais avec la syphilis*, et avec toutes les conséquences possibles et si graves de la syphilis infantile; ce qui, pour la plupart des cas, équivaut presque à un arrêt de mort;

3° Ou bien, enfin, il viendra à la vie sans la syphilis, mais avec une *santé compromise*, avec une *débilité native* et une constitution appauvrie qui l'exposeront à une mort rapide, avec des *aptitudes morbides* menaçantes, avec une tendance à certains vices organiques, en un mot dans un état au moins relatif de déchéance originelle.

Et ce n'est pas tout. Car surviennent une deuxième, une troisième, une quatrième grossesse, il se peut qu'un sort identique attende le deuxième, le troisième, le quatrième enfant. Et ainsi de suite, jusqu'à ce que la diathèse ait été atténuée par l'effet du temps ou par l'intervention d'un traitement énergique.

Quelle situation ! Quel deuil pour un jeune ménage, quel chagrin pour les familles ! Et, à un autre point de vue, quelle calamité sociale !

Voilà, Messieurs, ce que fait ou ce que peut faire la vérole, alors que l'influence paternelle et l'influence maternelle se trouvent associées, alors que toutes deux conspirent à l'unisson contre le produit de la grossesse.

Et ces tristes résultats, je ne vous les donne pas seulement comme éventuels, comme simplement possibles ; je vous les donne, sinon comme constants (car en fait d'hérédité il n'est rien de constant), du moins comme très-fréquents, très-communs, absolument habituels.

Mais insistons, car le sujet en vaut la peine, et légitimons les données sommaires qui précèdent.

1° Je vous disais à l'instant que l'enfant né d'un père et d'une mère syphilitiques est presque nécessairement voué à telle ou telle de ces trois alternatives que je viens de spécifier, et qu'il nous reste maintenant à étudier en détail.

La première est la *mort in utero ;* d'où l'avortement, ou l'accouchement avant terme.

Sur ce premier point, pas de contradiction possible. Ici la science est fixée et bien fixée, de par l'unanimité des praticiens.

Ouvrez vos livres, en effet, parcourez les observations contenues dans les traités classiques, dans les recueils spéciaux, et vous trouverez non pas des centaines, mais des milliers de cas qui, au point de vue dont nous parlons, témoignent tous dans le même sens et semblent copiés les uns sur les autres. Partout et toujours, c'est identiquement la même observation, pour ainsi dire stéréotypée, se reproduisant dans les mêmes termes et se résumant en ceci :

« Un homme se marie en état de syphilis. D'une façon ou d'une autre il contagionne sa jeune femme. Celle-ci devient enceinte et avorte à quelques mois, ou bien accouche avant terme d'un enfant mort. »

Mort intra-utérine du fœtus issu de parents syphilitiques, voilà à coup sûr la forme la plus habituelle de l'influence héréditaire de la diathèse.

En vérité, ce fait est si vulgaire, si banal, si formellement attesté par quantité d'observations, que je me bornerai à l'énoncer. Ce serait abuser de votre temps que de m'arrêter à produire ici des cas particuliers.

Et là ne se borne pas toujours, en semblable situation, l'influence pernicieuse de l'hérédité syphilitique mixte, c'est-à-dire provenant des deux conjoints. Très-souvent encore cette influence se continue, se prolonge *dans une série de grossesses ultérieures*.

C'est ainsi qu'on a vu en maintes et maintes occasions de malheureuses femmes syphilitiques, devenues enceintes au contact d'hommes syphilitiques, aboutir *deux fois, trois fois, quatre fois, cinq fois, six fois*, et jusqu'à *sept fois* de suite, soit à l'avortement, soit à l'expulsion avant terme d'enfants morts ou moribonds.

Aujourd'hui même, précisément, je puis vous montrer dans nos salles un cas de ce genre. La malade couchée au lit n° 35 de la salle Saint-Thomas a reçu, il y a quelques années, la syphilis de son mari. Depuis lors, cette femme est devenue enceinte *six fois*. Or, elle a avorté *six fois*, dans les trois, quatre ou cinq premiers mois de ses grossesses.

De même, une dame de mes clientes, jeune, bien constituée, contracte la syphilis de son mari dans les premiers temps de son mariage. Elle devient enceinte *quatre fois* en trois ans, et avorte *quatre fois*.

Des cas de ce genre ont été cités par nombre d'observateurs. Mais en l'espèce je ne connais rien de comparable à l'histoire d'une malade que j'ai longtemps traitée à Lourcine, histoire que vous me permettrez de reproduire ici sommairement.

Cette femme, grande, vigoureuse, bien portante, se marie à dix-neuf ans. Elle commence par avoir trois « superbes » enfants, dont deux vivent encore et sont, d'après son dire, en excellent état. Le troisième paraît n'avoir succombé qu'à une maladie incidente de forme aiguë.

A la suite de sa troisième couche, cette femme reçoit la syphilis de son mari, lequel venait de la contracter tout récemment dans une escapade amoureuse. Depuis lors, elle est devenue enceinte *sept fois*. Or, quelle a été la terminaison de ces nombreuses grossesses postérieures à la contagion ? La chose est curieuse et lugubre, en vérité :

Première grossesse (après la syphilis). — Avortement au cinquième mois.

Deuxième grossesse. — Accouchement prématuré à sept mois et demi. Enfant chétif, rabougri, mourant le quinzième jour.

Troisième grossesse. — Accouchement presque à terme. Enfant mort-né.

Quatrième grossesse. — Accouchement prématuré. Enfant mort-né.

Cinquième grossesse. — Accouchement prématuré. Enfant mort-né.

Sixième grossesse. — Avortement à trois mois et demi.

Septième grossesse. — Avortement à six semaines.

Résumé : dix grossesses, dont trois antérieures à la syphilis, amenant des enfants à terme, bien portants; — et sept postérieures à la syphilis, aboutissant à quatre accouchements prématurés et trois avortements !

Quel fait plus instructif ? Et que pourriez-vous exiger de plus probant à l'appui de la thèse que nous développons (1) ?

2° Seconde alternative : l'enfant issu d'un couple syphilitique peut naître vivant, mais il naît *avec la syphilis* et comporte toutes les conséquences si graves, si redoutables, d'une syphilis héréditaire.

Ici encore je n'aurai pas besoin de longs développements pour établir deux faits qui sont patents, qui ressortent avec une évidence malheureusement trop ma-

(1) Voir aux pièces justificatives (note II) la relation *in extenso* de ce fait curieux.

Je dois la communication d'un autre fait analogue à M. le docteur Le Pileur, médecin de Saint-Lazare.

Ce fait peut être résumé comme il suit : Femme syphilitique devenue enceinte *onze* fois. De ces onze grossesses, cinq se sont terminées par avortement ou par expulsion d'enfants mort-nés à diverses époques de la gestation. Six autres ont amené des enfants vivants, dont cinq sont morts de convulsions, à savoir : quatre le premier ou le second jour, et le cinquième à six semaines. Un seul enfant a survécu.

Onze grossesses aboutissant à un seul cas de survie !

nifeste de l'expérience commune, presque journalière, à savoir :

1° Que les enfants issus de parents syphilitiques naissent le plus habituellement syphilitiques, surtout dans le cours des premières grossesses qui succèdent à l'infection des parents, c'est-à-dire alors que le temps et le traitement, ces deux grands correctifs de la vérole, n'ont pas encore exercé sur la diathèse du couple géniteur leur influence atténuante et dépurative. — Ce premier fait n'est ni contestable, ni contesté. Donc, inutile d'insister davantage.

2° Que les enfants qui naissent avec une syphilis héréditaire sont exposés par le fait de cette syphilis à des dangers multiples et des plus graves. A force de soins, nous parvenons certes à en guérir un certain nombre. Mais, quoi que nous puissions faire, en dépit de tout traitement, un très-grand nombre succombent. Je n'hésite pas à confesser que ma statistique personnelle sur les nouveau-nés syphilitiques même traités est vraiment déplorable comme chiffre de décès. Rien de meurtrier comme la syphilis infantile héréditaire. C'est là un second fait qu'il suffira encore d'énoncer, tant il est d'observation commune.

3° Enfin, troisième et dernière alternative : il est possible assurément qu'un enfant né de parents syphilitiques échappe soit à la mort *in utero*, soit même à la syphilis. Mais tout n'est pas dit pour cela. Car l'influence syphilitique peut encore s'exercer sur lui suivant d'autres modes qu'il me reste à vous indiquer brièvement.

Je ne vous dissimulerai pas que nous touchons ici à

l'un des points les plus difficiles et les plus délicats de la pathologie. Autant, en effet, les influences héréditaires se présentent formelles et indiscutables alors qu'elles s'exercent d'une génération à une autre par la reproduction de la même maladie, autant elles deviennent suspectes et contestables dans des conditions opposées, c'est-à-dire alors qu'elles se traduisent sur la génération descendante par des symptômes différents de ceux qui se sont manifestés sur les ascendants. Et cependant cette hérédité *à formes morbides dissemblables*, si je puis ainsi parler, n'est pas moins authentique que l'autre hérédité à formes morbides identiques. Seulement, elle échappe plus à l'attention, comme à la démonstration scientifique. C'est le cas ici. Tout le monde est d'accord sur l'hérédité syphilitique qui se traduit d'une génération à la génération suivante par des symptômes d'ordre syphilitique, tandis que l'on discute depuis longtemps et l'on discutera longtemps encore la question de savoir si l'influence syphilitique des parents peut s'exercer sur leur descendance par des manifestations ou des tendances morbides qui ne rentrent pas directement dans le cadre de la diathèse.

Quant à moi, mon siège est fait — passez-moi le mot — sur cette question qui m'a préoccupé de vieille date et que j'ai étudiée, je crois pouvoir le dire, avec une attention minutieuse. Après avoir douté, je ne doute plus, et ma conviction actuelle est que l'influence syphilitique des parents ne se traduit pas seulement sur les enfants par des symptômes d'ordre syphilitique, mais encore par des états morbides, par des dispositions morbides qui n'ont plus rien de syphilitique en soi, qui n'ont plus rien à voir avec la symptomatologie classique de la vérole, qui en sont même aussi différents que possible, et qui cependant ne constituent pas moins des expressions modifiées de l'état diathésique des ascendants, ne constituent pas moins, si je puis ainsi parler, une sorte de *descendance indirecte* de la vérole.

Et d'ailleurs, quoi de singulier, quoi d'anormal, quoi d'inexplicable dans cette modalité héréditaire ? Est-ce que la syphilis n'a pour symptômes, chez le sujet qu'elle affecte, que des manifestations d'ordre spécifique ? Est-ce que tout ce qu'elle produit, tout ce qu'elle détermine comme troubles morbides, est toujours et invariablement d'ordre spécifique ? Est-ce que, parallèlement à ses lésions propres, elle n'a pas aussi tout un cortège de symptômes communs ? En même temps qu'elle s'atteste par des dermatoses, des érosions, des ulcérations, des infiltrations d'organes, des néoplasmes viscéraux, etc., est-ce que, d'autre part, elle ne se traduit pas aussi communément par des phénomènes d'anémie, d'asthénie, de dénutrition, d'amaigrissement, d'appauvrissement et de détérioration organique, quelquefois aussi par des troubles nerveux, en un mot, par des réactions d'ordre commun sur divers systèmes ? Est-ce que la syphilis, comme l'a si justement dit M. Ricord, n'éveille pas la scrofule chez les scrofuleux ? Est- ce qu'elle n'éveille pas aussi la dartre chez les dartreux, comme le professait ici notre si regrettable collègue M. Bazin (1) ? Est-ce qu'elle ne

(1) Voy. *Leçons théoriques et cliniques sur la syphilis et les syphilides*, 2e édit., Paris, 1866.

réagit pas sur les lésions traumatiques, comme M. Verneuil et ses élèves sont en voie de le démontrer aujourd'hui (1)? Donc la syphilis n'est pas seulement une maladie à symptômes syphilitiques. C'est une maladie de tout l'être; c'est une maladie qui crée un trouble général dans tout l'organisme, qui affecte ou peut affecter ce qu'on appelle vulgairement « la santé », qui éveille ou peut éveiller des dispositions morbides très-diverses; en un mot, c'est une maladie à réactions multiples et polymorphes.

Or, s'il en est ainsi, si la syphilis est susceptible d'importer des perturbations à la fois aussi profondes et aussi complexes dans l'organisme qu'elle affecte, qu'y a-t-il donc d'étonnant à ce que l'hérédité reflète ces dispositions morbides variées sur le produit de conception, sur l'enfant issu de parents syphilitiques?

Au surplus, laissons ces discussions théoriques, et voyons seulement ce qui ressort de l'observation, ce que nous apprend la clinique.

Ce que nous apprend la clinique, c'est que les enfants nés de parents syphilitiques sont exposés à certains états morbides, à certaines aptitudes morbides, qui se produisent sur eux avec une fréquence significative.

Allons au fait et précisons.

1° Ces enfants sont très-fréquemment remarquables, presque reconnaissables, oserai-je dire, par leur *débilité*

(1) Voy. Henri Petit, *De la syphilis dans ses rapports avec le traumatisme* (Thèses de Paris, 1875). — Le lecteur trouvera dans cet estimable travail un historique très-complet de la question.

native. Ils viennent au monde petits, singulièrement chétifs et malingres, pauvrement constitués, ridés et comme ratatinés, rabougris, « vieillots » d'aspect, suivant l'expression consacrée. On dirait de petits vieillards en miniature, avec une peau trop large pour les contenir sur divers points. Quelquefois encore (signe particulier sur lequel j'appelle votre attention) ils présentent à la face antérieure des jambes un état d'empâtement sub-œdémateux des téguments, qui ne glissent plus sur les parties sous-jacentes, qui semblent faire corps avec le tissu cellulaire et les tissus aponévrotiques de la région. Rien autre, d'ailleurs, de plus particulier n'atteste sur ces enfants, sur ces « petits vieux », comme on les appelle, un état syphilitique bien avéré; rien n'atteste non plus n'importe quelle autre maladie. Et cependant, du premier coup d'œil, on juge bien qu'ils ne vivront pas. Les nourrices elles-mêmes ne s'y trompent pas, et j'en ai vu plusieurs refuser de tels nourrissons, « qu'elles ne parviendraient pas à élever », disaient-elles. A peine, en effet, ces enfants ont-ils la force de téter; « ils ne tirent pas », vous répètent leurs mères ou leurs nourrices, ils s'endorment sur le sein. Puis, ils vont s'affaiblissant de plus en plus, et bientôt les prévisions premières se confirment. Ces enfants ne meurent pas, à proprement parler; ils s'éteignent plutôt qu'ils ne meurent, ils cessent de vivre pour cette seule raison qu'ils ne sont pas viables, qu'ils sont impropres à la vie par insuffisance fonctionnelle de leurs organes.

2° D'autres fois (et ici je vais reproduire un fait pathologique dont je vous ai déjà entretenus précédemment), d'autres fois, dis-je, ces enfants se présentent avec des apparences meilleures. Ils viennent au monde faiblement constitués sans doute, mais en somme avec un développement moyen ou passable qui permet de les considérer comme viables. On est en droit d'espérer qu'avec des soins et une bonne nourrice ils « prendront le dessus », à la façon de tant d'autres nouveau-nés qui, tout d'abord faibles, délicats et chétifs, se développent et se fortifient bientôt dans le courant des premières semaines. Et, en effet, ces enfants continuent à vivre sans accidents et sans maladie apparente. Puis, après quelques jours, après quelques semaines, subitement ils dépérissent et s'éteignent rapidement, sans secousse, sans raison apparente, sans aucun incident morbide surajouté. Parfois même, comme je vous l'ai déjà fait remarquer, ils meurent d'un instant à l'autre, de la façon la plus inattendue, la plus inopinée, sans que parents et médecins sachent comment et pourquoi s'est produite cette *mort subite.* J'ai déjà dans mes notes plus d'une dizaine de cas de ce genre, et, comme exemple, vous me permettrez de vous citer le suivant que j'ai observé avec le concours d'un accoucheur des plus connus et des plus distingués.

Un jeune homme contracte la syphilis et ne s'en traite pas, ou ne s'en traite que d'une façon éphémère, tout à fait insuffisante. Quelque temps après il se marie. Sa femme devient enceinte presque aussitôt. Pendant le cours de sa grossesse, elle commence à être affectée de divers phénomènes de syphilis secondaire. Elle accouche, presque à terme, d'un enfant de poids moyen, passablement constitué, et exempt de tout symptôme apparent de syphilis. Or, allaité par sa mère, surveillé par mon collègue et par moi, cet enfant se développe régulièrement pendant quelques semaines, sans présenter le moindre phénomène morbide, syphilitique ou autre. Tout paraît donc marcher pour le mieux, au moins relativement, lorsqu'un matin nous apprenons que l'enfant a succombé brusquement dans la nuit. La veille au soir, il avait été examiné par mon collègue, qui l'avait trouvé dans un état presque satisfaisant. Une heure avant la mort, sa mère l'avait tenu dans ses bras et changé de langes, « sans rien remarquer d'extraordinaire ». Bref, la mort s'était produite d'une façon absolument brusque et inattendue.

Notez bien, Messieurs, ces cas de *morts subites, inexplicables* (au moins quant à présent), non précédées d'aucun phénomène morbide apparent. Vous en rencontrerez assurément dans votre pratique, car ils ne sont pas très rares. Plusieurs accoucheurs de mes collègues ou amis m'ont dit en avoir observé comme moi, et presque toujours « sur des enfants syphilitiques ou issus de parents syphilitiques ». C'est donc là un fait que je recommande à votre attention.

3° En d'autres cas, les enfants nés de père et mère syphilitiques échappent à la fois et à la mort et à la syphilis. Mais ils se présentent avec une apparence chétive, avec une constitution appauvrie, débile, avec un état d'anémie persistante et rebelle à tout remède, avec une résistance vitale inférieure à la moyenne normale. On pressent, rien qu'à les voir, qu'une maladie un peu sérieuse en aurait facilement raison, que ce sont là des sujets préparés pour ce qu'on appelle la *malignité*, l'insidiosité occulte dans les maladies. Et, en effet, ils sont souvent emportés par des affections dont on aurait sans doute triomphé facilement sur des sujets à santé mieux assise, à tempérament plus vigoureux.

4° Un autre point qui ne fait pas doute pour moi, c'est que les enfants issus d'ascendants syphilitiques présentent une prédisposition réelle aux *affections du système nerveux*. Un très grand nombre, par exemple, meurent de *convulsions*. En dépouillant mes observations personnelles, je ne trouve pas moins d'une cinquantaine de cas où des enfants nés dans ces conditions, syphilitiques ou non syphilitiques, se sont éteints brusquement à la suite d'une ou de plusieurs attaques éclamptiques. Et, d'autre part, quantité de faits de même ordre se trouvent signalés dans les traités spéciaux ou les publications périodiques.

Les mêmes enfants sont encore puissamment prédisposés à la *méningite*. C'est là une remarque que j'ai faite depuis longtemps, et je n'ai pas été seul à la faire (1).

(1) Au moment où je relis les épreuves de ce volume, le hasard me fournit un nouvel et déplorable exemple de cette influence héréditaire de la syphilis sur la production des méningites.

Un de nos plus distingués confrères de province vient me rendre une visite amicale. La conversation tombe sur un de nos amis communs, médecin comme nous. « Vous vous souvenez bien, me dit mon confrère, de ce pauvre X..., que nous avons traité l'un et l'autre pour une syphilis grave, persistante. Eh bien, il vient de perdre son troisième enfant, qui a succombé, comme les deux premiers, à une *méningite*... Il ne met pas en doute — pas plus que moi du reste — que ces méningites successives, qui emportent tous ses enfants, ne soient des conséquences éloignées de son ancienne diathèse..... Du reste, ajoute mon confrère

Je ne serais même pas surpris que les prétendus succès de l'iodure de potassium dans la méningite tuberculeuse (quelques cas de ce genre, vous ne l'ignorez pas, ont été publiés) fussent explicables par le caractère spécifique des lésions contre lesquelles ce remède a été administré.

Dans ses formes aiguës, cette méningite des enfants issus de parents syphilitiques est presque invariablement mortelle. Dans ses formes lentes, progressives, elle peut épargner la vie, mais pour aboutir en général à un état d'incapacité intellectuelle voisin de l'imbécillité ou de l'idiotie. Soyez sûrs qu'un certain nombre d'enfants *arriérés*, *imbéciles* ou *idiots*, ne sont rien autre que des produits d'hérédité syphilitique.

J'ai sous les yeux, en ce moment, un exemple du genre vraiment trop complet et trop démonstratif pour que je résiste au désir de vous le faire connaître. Le voici en deux mots :

Un enfant naît d'un père et d'une mère syphilitiques, qui déjà avaient engendré deux enfants syphilitiques, tous deux rapidement frappés de mort. D'abord, il ne se développe pas physiquement ; sa croissance ne se fait pas, si bien qu'à douze ans vous l'auriez pris pour un enfant de six ans tout au plus. Vers sa treizième année, il devient inintelligent, obtus, comme abruti ; il désapprend le peu qu'il savait, il perd la mémoire, il a peine à trouver les mots pour parler, il tombe dans une sorte

je crois fermement pour ma part à l'influence héréditaire de la syphilis comme cause de méningite chez les enfants. J'en ai vu trop de cas dans ma pratique pour ne pas être édifié à ce sujet. »

de torpeur. Puis éclate une crise aiguë d'encéphalo-méningite : vomissements, constipation rebelle, strabisme, délire, convulsions partielles, tremblements, accès épileptiformes alternant avec de longs stades de résolution et de coma, paralysies, contractures, etc., etc. Bien qu'administrée très tardivement, la médication spécifique (iodure de potassium et frictions mercurielles) dissipe tout cet ensemble morbide avec une rapidité significative. Mais l'intelligence ne se rétablit pas. Loin de là, elle reste abolie, éteinte, anéantie dans toute la force du mot ; si bien que l'enfant aujourd'hui n'est plus — et cela d'une façon définitive — qu'un véritable *idiot* (1).

Il n'est pas moins avéré pour moi que l'influence syphilitique héréditaire (voire limitée au père seul) constitue une prédisposition à l'*hydrocéphalie*. C'est ce dont témoignent un certain nombre de faits que j'ai eu l'occasion de recueillir dans ma pratique. Je pourrais citer entre autres l'observation d'un de mes malades qui, ayant eu l'imprudence de contracter mariage malgré une syphilis non traitée, a eu coup sur coup trois enfants hydrocéphales. J'ajouterai qu'ayant fait des recherches

(1) Je tiens de mon collègue et ami, le Dr Tarnier, un cas d'*idiotie congéniale* sur un enfant né d'un père syphilitique. « Dès les premiers temps de la vie, dit le savant accoucheur, l'aspect étrange et l'habitus général de l'enfant avaient dirigé mon attention vers la recherche d'une étiologie syphilitique, bien que d'ailleurs rien d'autrement spécial ne justifiât ce soupçon. J'interrogeai le père en ce sens, et j'appris de lui qu'en effet il avait contracté la syphilis peu de temps avant son mariage et ne s'en était jamais traité que d'une façon très insuffisante. »

Et ainsi d'autres cas semblables que je pourrais produire.

sur ce sujet j'ai rencontré çà et là, éparses dans la science, de nombreuses observations du même genre.

5° Enfin, surgit la question du *lymphatisme* et de la *scrofule*, qui, pour certains auteurs, ne seraient rien autre que des formes déguisées de la syphilis héréditaire.

Assurément, il y aurait grande exagération à regarder la scrofule comme une dégénérescence de la syphilis. Assurément, ce serait une erreur considérable, au point de vue pathogénique, que d'en faire la subordonnée de la syphilis, que de la considérer au titre d'une affection syphilitique bâtarde, transformée, métamorphosée. La scrofule, sans contredit, n'a pas besoin de la syphilis pour exister. Elle existe par elle seule ou du moins elle est le dérivé de causes qui n'ont que faire du virus syphilitique pour la produire. D'une façon commune, courante, on rencontre des enfants scrofuleux issus de parents qui n'ont jamais présenté le moindre symptôme syphilitique.

Mais ce qui, d'autre part, n'est pas moins certain, c'est que la syphilis constitue, si vous me pardonnez l'expression, *un des affluents* de la scrofule. Elle apporte son contingent à la scrofule en tant que maladie débilitante, anémiante, en tant que maladie appauvrissant l'organisme, détériorant la constitution, ruinant les forces vitales. Elle appelle la scrofule à sa suite, elle y prédispose, à la façon de toutes les causes dépressives, à la façon de la misère, de l'alimentation insuffisante, de la captivité, de l'encombrement chronique, etc., etc. Et cette action qu'elle exerce sur la santé des parents se reflète, se traduit plus tard sur l'enfant par les manifestations propres au lymphatisme en général et au degré le plus élevé du lymphatisme, c'est-à-dire la scrofule.

Tels sont, à ne parler que de faits bien certains, les états ou les aptitudes morbides qui peuvent dériver de la syphilis comme conséquences héréditaires. Encore suis-je loin de vous dire le fond de ma pensée. Car je soupçonne fort la syphilis de servir d'origine à d'autres désordres organiques ou fonctionnels, tels par exemple que malformations congénitales, arrêts, lenteurs ou déviations de développement, courbures rachidiennes, cophose, kératite, strabisme, etc. Mais je passe outre sur ces divers points qui pourraient devenir matière à contestations et dont je n'aurais pas encore le droit de vous parler avec un degré suffisant de certitude.

V. — De ce qui précède il dérive ceci comme résultat général : c'est que l'influence héréditaire de la syphilis devient véritablement *désastreuse*, alors que le père et la mère sont à la fois diathésés.

Cela posé, nous est-il permis maintenant d'aller plus loin ? Nous est-il permis de distinguer dans cette influence mixte ce qui revient au père et ce qui revient à la mère, c'est-à-dire d'évaluer la quote-part, si je puis ainsi parler, de la réaction héréditaire de chacun des deux parents sur le fœtus ? C'est là un problème plus que difficile, et qu'il serait impossible de résoudre dans l'état actuel de nos connaissances ; car les données numériques nous feraient défaut pour instituer un parallèle entre les résultats de l'hérédité paternelle et de l'hérédité maternelle s'exerçant d'une façon isolée. Tout ce que nous pouvons dire d'une façon générale, en évitant une appréciation plus minutieuse, c'est que :

L'influence syphilitique dérivant du père ne réagit sur l'enfant que dans un nombre de cas limité ; — tandis que l'influence syphilitique dérivant de la mère s'exerce sur l'enfant d'une façon à la fois beaucoup plus fréquente, beaucoup plus active, et, somme toute, bien plus dangereuse.

Lorsqu'un enfant naît d'un père syphilitique et d'une mère saine, il a de nombreuses chances pour échapper soit à la mort, soit à la syphilis, soit aux conséquences indirectes de la syphilis.

Au contraire, lorsqu'un enfant naît d'une mère syphilitique, son père serait-il même exempt de syphilis, il n'a que bien peu de chances pour échapper à l'influence héréditaire, sous quelque forme d'ailleurs qu'elle s'exerce. On peut même dire qu'il la subira fatalement, si la syphilis maternelle est de date récente ou si elle n'a pas été réprimée par le traitement spécifique.

D'une façon très positive et en dehors de toute exagération, l'influence syphilitique de la mère est véritablement *pernicieuse* pour le fœtus (1).

(1) Pour apprécier d'une façon absolument rigoureuse l'influence isolée de la syphilis maternelle sur le fœtus, il faudrait disposer de cas où la mère seule est syphilitique, alors qu'inversement le père est sain. Or, les cas de ce genre (surtout ceux qui restent à l'abri de toute chance d'erreur) sont très rares en pratique, et je n'ai réussi encore qu'à en réunir un petit nombre. Force est donc de nous en tenir ici à

C'est là ce que vont établir avec une évidence numérique malheureusement trop parfaite les deux statistiques suivantes, qui sont empruntées à des sources diverses et qu'à dessein j'ai laissées désunies (1).

I. — La première est relative à des femmes syphilitiques observées en ville, dans la clientèle privée. Elle se compose de 85 cas de grossesses, qui, à ne les envisager que par leur résultat le plus formel et le moins sujet à erreur, à savoir la mort ou la survie de l'enfant, m'ont fourni les chiffres suivants :

Cas de survie	27
Cas de mort (avortements; — accouchements prématurés ; — enfants morts-nés ; — enfants morts à courte échéance après l'accouchement)	58
Total	85

Ainsi, sur 85 naissances, 58 morts ; c'est-à-dire, en chiffres ronds, *plus de deux cas de mort sur trois naissances !*

Proportion déjà lamentable à coup sûr, très inférieure cependant à celle qui va suivre.

II. — Notre seconde statistique a été recueillie sur des malades observées à l'hôpital, soit à Lourcine pour la plupart, soit à Saint-Louis.

Disons à l'avance, comme atténuation aux tristes résultats que nous allons produire, que, sur les malades de cette seconde série, l'influence syphilitique se com-

un parallèle entre les cas où la mère est saine et ceux où elle est infectée. Les premiers nous sont déjà connus par ce qui précède, et nous allons voir ce qui ressort des seconds.

(1) V. *Pièces justificatives*, note III.

plique manifestement d'autres facteurs qu'il y aurait injustice à méconnaître et qui sont éminemment préjudiciables au succès de la grossesse, tels par exemple que misère, privations, alimentation irrégulière et insuffisante, labeur exagéré, fatigues, veilles, débauche et souvent débauche professionnelle (le mot n'a rien que de strictement exact), excès de tout genre, alcoolisme, défaut d'hygiène commune et de traitement spécial, etc., etc. Dans ces conditions, il est évident que la mortalité des enfants est destinée à s'accroître. C'est en effet ce qui a lieu, mais dans des proportions assurément supérieures à tout ce qu'on pourrait préjuger.

Ainsi, le dépouillement de mes notes d'hôpital me donne les résultats suivants, pour 167 cas de grossesses coïncidant avec la syphilis :

Cas de survie de l'enfant....	22
Cas de mort de l'enfant (avortements ; — accouchements prématurés ; — morts-nés ; — enfants morts à courte échéance après l'accouchement)	145
Total....	167

145 morts sur 167 naissances, c'est-à-dire, en chiffres ronds, *un seul enfant survivant sur sept à huit naissances !* Quelle proportion monstrueuse ! Quelle effroyable mortalité ! En vérité, ce serait à n'y pas croire, et je n'y croirais pas moi-même, tout le premier, si je n'avais là sous les yeux les irréfutables dossiers qui m'ont fourni les éléments de ce calcul (1).

(1) Il ne sera pas inutile, je crois, d'ajouter quelques commentaires à cette dernière statistique, dont les résultats vraiment effroyables demandent à être expliqués.

D'abord, je répète que la plupart des observations qui m'ont servi

Je n'ai pas été seul, d'ailleurs, à constater les tristes résultats qui précèdent. Observant sur ce même théâtre, Lourcine, M. le Dr Coffin est arrivé à des chiffres bien plus lugubres encore. Ainsi, sur 28 grossesses de femmes syphilitiques qui se sont terminées à l'hôpital, il a constaté ceci :

Enfants morts (avortements, accouchements avant terme, mort du 1er au 45e jour)................... 27 cas.
Enfants survivants........................... 1 cas (unique).

Un seu enfant survivant pour 28 grossesses ! Quelle proportion (1) !

Un de mes anciens élèves, M. le Dr Le Pileur, actuellement médecin de Saint-Lazare, a bien voulu, sur ma demande, dépouiller les registres administratifs de

d'éléments ont été recueillies à Lourcine, c'est-à-dire sur un public féminin *spécial*, composé pour une grande partie de filles prostituées, faisant métier de la débauche, adonnées à tous les excès, etc.

En second lieu, je dois faire remarquer que presque toutes les malades qui figurent dans cette statistique étaient des femmes affectées de syphilis secondaire plus ou moins récente. Par conséquent, elles se trouvaient dans cette période de la diathèse qui est la plus pernicieuse pour le fœtus.

Ajoutez que, pour la grande majorité, elles n'avaient suivi aucun traitement, du moins aucun traitement sérieux, avant leur entrée à l'hôpital. De plus, on sait par expérience comment se traitent les malades de Lourcine, imaginant toutes espèces de ruses pour se dérober à l'action du mercure, quittant l'hôpital à peine guéries des accidents les plus visibles pour y rentrer et en sortir de nouveau, n'observant au dehors aucun régime, aucune médication, aucune hygiène, etc. De sorte que, sans crainte de trop s'éloigner de la vérité, on peut considérer la statistique précédente comme constituée par des cas de *syphilis non traitées*, abandonnées à leur évolution propre, et exerçant sur le produit de conception la plénitude de leur influence meurtrière.

(1) *Étude clinique pour servir à l'histoire de l'influence de la syphilis, du traitement mercuriel, et des ulcérations du col sur la grossesse* (Thèses de Paris, 1851).

Lourcine, pour une période de dix années, et dresser la statistique de mortalité fournie par les enfants issus de mères syphilitiques. Or, ce long travail lui a fourni les résultats suivants :

1° Sur 414 grossesses, 154 se sont terminées soit par avortement, soit par expulsion d'enfants morts-nés à divers termes de la gestation.

2° Des 260 enfants venus à terme et vivants, 141 sont morts dans un très court délai (22 seulement ont survécu plus d'un mois).

Additionnons. Cela fait bien un total de 295 morts sur 414 grossesses, c'est-à-dire, en chiffres ronds, presque *trois morts sur quatre naissances.*

Et notez encore que, parmi les enfants considérés ici comme « survivants », il en est très sûrement un certain nombre qui ont dû succomber au dehors, du fait seul de leur maladie (1).

De même encore M. Durac, observant à Toulouse, a vu, sur 43 grossesses de femmes syphilitiques, 36 se terminer d'une façon fatale pour l'enfant (2).

Après de telles statistiques, tout commentaire serait superflu. Il n'est que trop manifeste, de par les chif-

(1) Cela pour deux raisons : 1° parce que la syphilis héréditaire ne fait le plus souvent son invasion que quelques semaines après la naissance, c'est-à-dire à une époque où la mère et l'enfant peuvent avoir déjà quitté l'hôpital ; — 2° parce que nombre des malades de Lourcine s'empressent de demander leur sortie dès qu'elles voient leur enfant dépérir, « ne voulant pas, disent-elles, qu'il meure à Lourcine », ne voulant pas en réalité que le décès dudit enfant fasse constater leur présence dans cet hôpital.

(2) *De l'hérédité de la syphilis* (Thèses de Montpellier, 1866).

fres qui précèdent, que l'infection de la mère exerce ou peut exercer sur l'enfant l'influence la plus active, la plus nuisible, la plus meurtrière.

Donc, aussi, en ce qui concerne notre sujet actuel, le pire danger que puisse courir l'enfant à naître de l'union d'un sujet syphilitique avec une femme saine, c'est que cette femme vienne à contracter l'infection de son mari. Car, dans cette situation nouvelle, la santé et la vie de l'enfant se trouvent compromises de la façon la plus grave.

Et voilà, Messieurs, comment et suivant quels modes divers un homme qui aborde le mariage avec une syphilis non éteinte peut devenir dangereux pour ses enfants.

VII

Troisième point. — *Un homme qui aborde le mariage avec une syphilis non éteinte peut devenir dangereux par lui-même pour les intérêts de la communauté, de la famille.*

En d'autres termes, il peut devenir dangereux pour sa famille en raison même des dangers *personnels* auxquels il reste exposé de par sa maladie, de par sa diathèse persistante.

Avec ce troisième point, généralement négligé, oublié,

sacrifié — je ne m'en explique pas la raison —, nous allons toucher au côté le plus délicat, le plus difficile du problème que nous poursuivons. Ici, en effet, ce ne sont plus seulement des questions de pathologie pure que nous allons avoir à examiner et à débattre. La *morale*, la morale elle-même, va se mettre de la partie et entrer en ligne. Rassurez-vous toutefois. Je sais à qui je parle, et je ne perdrai ni mon temps ni le vôtre à prêcher des convaincus. Je n'aurai besoin, dans cette voie nouvelle, que d'évoquer certains principes, certaines obligations, certains devoirs, qui sont dans le cœur de tout honnête homme, qui sont indiscutés autant qu'indiscutables ; et, le cas échéant, je les appliquerai à notre sujet, dans la stricte mesure où ils lui seront indispensables.

Comme prémisses, je n'ai pas à rappeler, parlant à des médecins, que la syphilis est une maladie grave, très grave, susceptible d'aboutir, alors qu'elle est abandonnée à elle-même ou insuffisamment traitée, soit à des affections importantes, soit à des infirmités sérieuses, soit même (et cela fréquemment, beaucoup plus fréquemment qu'on ne le dit et qu'on ne semble le croire) à une terminaison plus regrettable encore, à la mort. Cela est de notoriété commune, presque banale.

Mais ce que j'ai à spécifier, parce que cela intéresse directement notre sujet actuel, c'est que, sauf exceptions rares et d'un ordre spécial, la syphilis n'aboutit guère à ces accidents sérieux ou mortels qu'*à échéance toujours éloignée*, c'est-à-dire après une longue série d'années, par exemple après dix, quinze, vingt ans et plus. C'est, vous le savez, dans la période tertiaire, période presque indéfinie comme durée, que se placent les manifestations graves, les véritables catastrophes de la vérole.

En ce qui nous touche, cela veut dire que la syphilis, habituellement contractée dans les années de folle jeunesse, pendant la vie de garçon, n'a ses échéances graves que dans l'âge mûr, dans l'âge où le jeune homme léger d'autrefois s'est transformé en un homme sérieux, s'est métamorphosé en un mari, en un père de famille.

Telles se présentent bien les choses, de par la pathologie, n'est-il pas vrai?

Or, s'il en est ainsi, voyez donc, je vous prie, ce que devient la situation d'un homme qui, ayant contracté la syphilis dans sa jeunesse et n'ayant pas suffisamment traité cette syphilis, se présente au mariage dans de telles conditions.

Cette situation, médicalement, est celle d'un homme qui a toutes chances pour être en butte, dans un avenir plus ou moins éloigné, à des assauts plus ou moins redoutables de la diathèse. Cette situation est celle « d'un malade pour l'avenir », si je puis ainsi parler, celle d'un homme à santé compromise, d'un homme taré physiquement, endetté avec la vérole et destiné tôt ou tard à solder sa dette.

Dans de telles conditions, est-il admissible que cet homme aspire au mariage? Est-il honnête, est-il *moral* que ce futur malade songe à devenir époux et père? Et, s'il nous consulte, nous médecins, pour savoir si, oui ou non, il est apte au mariage, pouvons-nous, devons-nous le laisser s'engager dans cette voie, sous notre responsabilité propre ? Telle s'impose la question à résoudre.

Eh bien, non, il n'est pas admissible, il n'est pas honnête, il n'est pas moral qu'un sujet syphilitique dans les conditions que nous venons de préciser, se présente au mariage. Et notre devoir, à nous, c'est de l'éclairer à ce sujet, quand il vient nous demander notre avis; c'est de lui refuser l'autorisation, la libre patente — passez-moi le mot — qu'il vient réclamer de nous, et de lui expliquer ce refus (à ne parler même que du seul point en question pour l'instant) par les raisons qui vont suivre.

Q'est-ce donc en somme, Messieurs, que le mariage ?

Le mariage n'est pas seulement affaire de sentiment, de passion, de convenances ou d'intérêts. A juger les choses d'une façon plus positive et plus élevée à la fois, le mariage est une association librement consentie, où chacun des conjoints est censé faire de bonne foi son apport de santé et de valeur physique, en vue de coopérer, d'une part, à la prospérité matérielle de la communauté et, d'autre part, à l'élevage des enfants, ce but suprême et sacro-saint de toute union.

Or, dans l'espèce, quel sera donc, je vous le demande, l'apport fait à la communauté par un mari syphilitique et non guéri de la syphilis ? Son apport sera celui d'une *santé compromise*, hypothéquée, frappée d'une dette d'avenir (je reprends le mot à dessein) vis-à-vis de la vérole, cette créancière impitoyable.

De par la vérole, en effet, il pourra se faire que cet

homme aboutisse un jour ou l'autre à telle ou telle affection grave qui ruinera sa santé, à telle ou telle infirmité qui le rendra incapable de travailler, incapable de gagner le pain quotidien. Et alors que deviendra la communauté, dont cet homme est le soutien désigné ? Que deviendra la femme, que deviendront les enfants ?

De par la vérole, aussi, cet homme peut mourir. Et alors, même question : Qu'adviendra-t-il, lui mort, de cette femme et de ces enfants ?

Est-il donc admissible qu'un homme songe à se créer une famille, alors qu'il est exposé à faillir à cette famille ?

Est-il admissible, est-il honnête, est-il moral, qu'un homme songe à se donner une femme et des enfants, pour offrir la perspective possible à cette femme du veuvage, à ces enfants de l'orphelinat, à cette famille de la misère ? Non, cent fois non.

Aussi, je n'hésite pas à le dire : l'homme qui, syphilitique et non guéri de la syphilis, ne craint pas néanmoins d'apposer sa signature au bas d'un contrat de mariage, commet en ce moment une *mauvaise action*, une action immorale et malsaine, une action que les honnêtes gens seront unanimes à condamner sévèrement.

Une comparaison confirmera ma pensée en la matérialisant sous une forme vulgaire. Deux individus associent leurs intérêts, je suppose, pour une industrie quelconque. L'un fait son apport social en bon argent ou en bonnes valeurs ; et l'autre, à l'insu du premier, fournit sa quote-part en valeurs suspectes, hypothéquées, frelatées, frappées pour l'avenir d'une dépréciation nécessaire sur le marché. Que pensez-vous de l'action commise par ce dernier ?

Eh bien, ce dernier, c'est notre syphilitique qui apporte dans la communauté du mariage une santé avariée, une santé de mauvais aloi, si je puis ainsi parler, avec la perspective certaine ou probable de catastrophes pathologiques devant ou pouvant compromettre gravement, à un moment donné, les intérêts matériels de la communauté.

Dans les deux cas, la forme des choses est très différente assurément, mais le fond reste le même. Et c'est la même immoralité de part et d'autre.

Et n'allez pas, Messieurs, m'accuser ici d'exagération. Ne croyez pas que, pour les besoins de ma cause, je charge à dessein la situation et j'assombrisse le tableau.

Il n'en est rien. Je parle d'après ce que j'ai vu, exclusivement et sans additions de fantaisie. Il n'est que trop vrai, malheureusement, que même au seul point de vue dont nous parlons, même au seul point de vue des dangers *personnels* du mari, la vérole est une source fréquente de misères sociales des plus lamentables, de drames intimes des plus navrants. Si vous en doutiez, j'ai de quoi vous convaincre. J'ouvre mes notes, et je copie sur nature.

Un jeune homme se marie, quelques années après une syphilis très négligemment traitée. Six mois après son mariage, il est pris d'accidents cérébraux de nature spécifique. Il meurt, laissant une femme et un tout jeune enfant dans un dénuement absolu.

Un artiste très connu, très applaudi jadis sur l'une de nos grandes scènes, se marie malgré une syphilis qu'il n'a jamais autrement traitée (le mot est de lui, paraît-il) que « par le mépris ». Il a le bonheur de ne pas contagionner sa femme et d'avoir un enfant sain. Mais, quelques années plus tard, il commence à être affecté d'une syphilide tuberculo-ulcéreuse, laquelle, toujours traitée avec la même stupide indifférence, prend le caractère phagédénique, laboure tout le visage, puis détruit intégralement le nez et la lèvre supérieure, puis pénètre dans les fosses nasales et dévore là tout le squelette interne de cette cavité, tout le palais, le voile du palais, le pharynx, etc. Ce malheureux devient alors une sorte de monstre hideux et infect, objet d'épouvante et de dégoût pour tous ceux qui l'approchent. Il traîne ainsi plusieurs années dans un état de plus en plus effroyable, avant d'aboutir à une mort que lui-même trouvait bien tardive. Quelle situation ! Quel spectacle pour une jeune femme, pour un enfant, pour une famille ! Sans parler du supplice moral et de la ruine pécuniaire.

Un autre artiste, celui-ci peintre, plein de talent et d'avenir, se marie après une syphilis très insuffisamment traitée. Tout va pour le mieux pendant quelques années. Les tableaux se vendent, le petit ménage prospère et s'enrichit d'un enfant. Puis, survient sur le mari une affection des yeux, qui est d'abord méconnue comme nature et qui, attaquée trop tardivement par la médication spécifique, se termine par une cécité complète. Conséquence : famille ruinée, tombant dans l'indigence absolue, et forcée de s'inscrire au bureau de bienfaisance pour ne pas mourir de faim.

Un jeune homme vient me consulter pour des accidents divers résultant d'une syphilis négligée. Je le traite, et tout s'efface. Quelques mois plus tard, en dépit de tous mes avis, de toutes mes instances, il se marie. Douze jours après son mariage, en plein voyage de noces, il est pris d'une attaque épileptique violente, premier symptôme d'une syphilis cérébrale qui s'accentue bientôt par des troubles d'intelligence et une hémiplégie gauche. En dépit de tous mes soins, il succombe quelques mois plus tard, en laissant sa jeune femme enceinte.

Un étudiant en médecine prend la syphilis et juge à propos de se traiter exclusivement par l'iodure de potassium, sans jamais vouloir absorber de mercure. Peu de temps après son doctorat, il se marie. Quelques années plus tard, il est affecté d'une paraplégie légère, qui, d'un avis commun, est rapportée à la syphilis par tous les médecins qu'il consulte. Néanmoins, il ne se traite encore que d'une façon très irrégulière, « à bâtons rompus », suivant sa propre expression. Finalement, il devient absolument paralysé des jambes, et je le trouve, quand il se présente à moi, dans un état d'incurabilité définitive. Jugez de la situation de notre malheureux confrère, quand vous saurez que, sans fortune, il reste infirme avec la charge d'une mère infirme, d'une femme et de deux jeunes enfants !

Un jeune employé de commerce contracte la syphilis et s'en traite assez régulièrement pendant quelques mois. Délivré des manifestations apparentes de la maladie, il se croit hors d'affaire et cesse toute médication.

Trois ans plus tard et sans consulter un médecin, il se marie. A peine marié, il communique la syphilis à sa femme par une récidive d'accidents secondaires qui se produit à la verge. Puis, il est pris d'accidents de syphilis cérébrale, que je parviens à dominer tout d'abord, mais qui font une invasion nouvelle et emportent le malade rapidement.

Épilogue : la jeune femme, devenue enceinte dès le début de son mariage, accouche d'un enfant syphilitique, qu'une médication intense réussit à sauver. Bientôt, elle présente des symptômes multiples de syphilis maligne : éruptions confluentes, céphalée, névralgies atroces, ulcérations ecthymateuses à tendance phagédénique, se reproduisant à peine guéries, et aboutissant à couvrir le corps de plaies monstrueuses. Sous l'influence de tels symptômes, la santé s'altère : amaigrissement, déclin des forces, perte d'appétit, troubles digestifs, diarrhée ; finalement tuberculose pulmonaire, et mort dans la cachexie.

Orphelin et sans ressources, l'enfant a dû être recueilli par la charité publique.

Dernier exemple, car je n'en finirais pas si je voulais tout dire, si je voulais raconter toutes les misères de ce genre auxquelles j'ai déjà assisté (1).

(1) Au moment où j'écris ces lignes, un nouvel et bien triste exemple de même ordre vient de se présenter à moi. Mandé ces derniers jours pour une consultation dans une maison d'aliénés, j'ai trouvé là un homme jeune encore affecté d'une syphilis cérébrale grave et en proie à un délire des plus violents. Son état est tel qu'il laisse peu de place à l'espoir. Or, l'histoire de ce malade est calquée sur celle de tous les sujets dont il vient d'être question. A dix-neuf ans, il a contracté la vérole et ne s'en est traité que juste le temps nécessaire pour faire disparaître les manifestations apparentes. Plus tard, il s'est marié

Un industriel se marie, malgré une syphilis très négligemment traitée. Grâce à son intelligence en affaires et à la riche dot de sa femme, il fonde une grande usine qui prospère merveilleusement. Quelques années plus tard, il est affecté de périostoses gommeuses et d'exostoses du crâne. Surviennent graduellement des accidents cérébraux de diverses formes : troubles intellectuels, vertiges, accès épileptiformes, hémiplégie. Il compromet alors sa fortune et son honneur commercial dans des opérations grandioses et aventureuses qu'il n'est plus capable de diriger ou, pour mieux dire, qu'il n'eût pas entreprises en plein état de raison. Il se ruine. Finalement, il tombe dans la démence, et meurt en laissant dans un état voisin de la misère sa femme et quatre jeunes enfants.

Que dire, Messieurs, de telles choses, de telles calamités sociales? Et que dire aussi de ceux qui les ont préparées, qui, somme toute, en restent les auteurs responsables? A leur décharge, admettons qu'il ont été plus ignorants, plus imprudents, que coupables; admettons (ce qui n'est que justice pour la grande majorité des cas) qu'ils n'avaient pas conscience du mal qu'ils pouvaient faire à autrui, des deuils et des désastres qu'ils couraient risque de semer autour d'eux. Mais leurs victimes n'en sont pas moins là, tristes témoignages des terribles conséquences où peuvent aboutir, en matière aussi grave, l'indifférence, l'insouciance, la légèreté.

(il y a de cela seize mois), sans prendre souci de ses antécédents spéciaux. Il est devenu père il y a un mois. Sans fortune, il vivait de son travail. Quelle situation pour sa femme, quel avenir pour son enfant !

Eh bien, que du moins ces regrettables exemples ne soient pas perdus; qu'ils nous servent de leçons, en nous montrant le devoir professionnel, disons-mieux, le devoir *social* qui s'impose à nous en pareilles circonstances. Et ce devoir, que vous avez compris à l'avance, le voici.

Si ce n'est pas le métier des gens du monde et des malades de savoir ce que peut produire *à longue échéance* la vérole non traitée, c'est notre métier à nous de le savoir et de le dire à ceux qui l'ignorent. Nous avons donc mission d'éclairer sur ce point les clients qui viennent à nous et, plus spécialement encore, ceux qui viennent nous consulter sur la possibilité d'un mariage en dépit d'une syphilis insuffisamment traitée, restant menaçante pour l'avenir. Nous avons mission de détourner du mariage tout malade qui se présente à nous dans de telles conditions, de l'en détourner à son grand profit comme au grand profit de tous, de lui montrer l'abîme qu'il va creuser sous ses pas, de lui révéler les dangers auxquels il exposerait par une union prématurée sa future famille, et de lui dire finalement ceci, avec l'autorité de notre science et de notre caractère : « Non, monsieur, non ; il n'est pas possible, dans les conditions où vous vous trouvez actuellement, de songer au mariage, à ne parler même pour l'instant que des risques *personnels* auxquels vous laisse exposé votre ancienne maladie. Jusqu'à ce jour vous avez jugé bon de vivre avec la vérole, de conserver la vérole. C'était là votre droit et personne n'avait rien à y voir, car vous étiez garçon, seul responsable conséquemment de votre imprudence. Mais, aujourd'hui que vous aspirez au mariage, la situation devient très différente. Se marier, c'est prendre charge d'âmes; et, puisque vous me faites l'honneur de me consulter, vous me donnez mission de vous rappeler que vous n'avez pas le droit moral d'*associer autrui à vos risques personnels*, c'est-à-dire de faire partager à une femme et à des enfants les conséquences possibles de votre maladie. »

Ici se termine, Messieurs, la première partie de cet exposé.

Je viens de vous dire comment un homme syphilitique peut être ou peut devenir dangereux dans le mariage.

J'ai essayé de vous montrer tour à tour qu'il peut être dangereux d'une triple façon : pour sa femme, en lui transmettant le mal dont il est affecté; — pour ses enfants, par voie d'hérédité ; — pour sa famille, par les risques personnels auxquels il reste exposé.

Cela va nous servir de point de départ et de base pour la discussion qu'il nous reste à aborder actuellement.

Car, de ce qui précède il résulte tout naturellement :

1° Que le mariage doit être interdit à tout homme conservant encore une syphilis assez vivace pour rester dangereuse ;

2° Qu'inversement il peut être permis à tout homme se trouvant dans des conditions opposées.

Mais des données aussi générales seraient loin de suffire à la solution du problème essentiellement pratique que nous discutons. Il nous faut maintenant serrer la question de plus près, descendre aux détails, rechercher les éléments cliniques d'après lesquels nous pourrons juger si un sujet syphilitique a cessé ou non d'être dangereux pour le mariage et si nous devons ou bien lui accorder l'autorisation qu'il vient réclamer de nous, ou bien mettre le veto sur ses projets d'union.

Cette nouvelle étude fera le sujet de notre prochaine conférence.

CONDITIONS D'ADMISSIBILITÉ AU MARIAGE

MESSIEURS,

L'ordre naturel de notre sujet me conduit à discuter aujourd'hui devant vous la question suivante :

A quelles conditions un malade affecté de syphilis cesse-t-il d'être dangereux pour le mariage; ou, ce qui revient au même, à quelles conditions devient-il *admissible au mariage*, si je puis ainsi parler ?

Or, autant nous étions libres d'allures jusqu'ici pour déterminer les périls qu'importe un homme syphilitique dans le mariage et pour poser théoriquement les principes généraux de l'admissibilité ou de la non-admissibilité médicale au mariage, autant aujourd'hui nous allons rencontrer d'embarras et de difficultés pour passer de la théorie à la pratique, pour apprécier les données variables, multiples et complexes, des faits particuliers.

Et ces embarras, ces difficultés, nous les ressentirons d'autant plus vivement qu'ici, à vrai dire, nous marchons sur un terrain non encore défriché. L'expérience des anciens, de nos prédécesseurs, de ceux qu'avec un juste respect nous appelons les maîtres de l'art, nous fait, en l'espèce, à peu près complètement défaut. Et, en effet, Messieurs, parcourez les livres classiques, interrogez les traités spéciaux, nulle part vous ne trouverez attaquée de front, discutée, débattue, cette grave question du mariage des syphilitiques. Sans doute, çà et là, vous pourrez bien découvrir quelques aperçus généraux, quelques indications — toujours plus ou moins vagues — incidemment émises à ce sujet. Mais nulle part, je vous le certifie par expérience, vous ne rencontrerez un véritable programme sur la matière formulé *in extenso*, ni même ébauché. Tout reste à faire, ou peu s'en faut, et là n'est pas le moindre embarras de celui qui a l'honneur de vous parler en ce moment (1).

Essayons néanmoins d'aborder ce difficile et périlleux problème, en prenant pour guides, d'une part, les principes que nous avons établis dans nos conférences précédentes et, d'autre part, les résultats fournis par la clinique.

(1) Il y aurait injustice grave, cependant, à ne pas mentionner ici avec éloges les noms de deux médecins contemporains qui ont abordé d'une façon spéciale quelques-unes des questions afférentes à notre étude actuelle, à savoir :

M. Edmond Langlebert, auteur d'un livre intéressant, très spirituellement écrit, sur *la syphilis dans ses rapports avec le mariage* (Paris, A. Delahaye, 1873). Le lecteur y trouvera plusieurs chapitres étudiés à fond et empreints d'un grand sens clinique. Malheureusement il est à regretter que l'auteur se soit laissé détourner de son sujet principal, en consacrant une bonne partie de son livre à des questions étrangères.

Et M. Diday, qui dans plusieurs de ses publications, notamment dans sa *Thérapeutique des affections vénériennes* (Paris, 1876, G. Masson), a traité le même sujet avec cette verve étincelante, cet entrain, cet *humour* que chacun lui connaît.

A mon sens, d'après ce que j'ai vu par moi-même comme d'après les résultats de mes lectures, les conditions principales auxquelles un sujet syphilitique doit satisfaire pour avoir le droit moral d'aspirer au mariage (ce que j'appellerai par abréviation, si vous le voulez bien, les *conditions d'admissibilité au mariage* d'un sujet syphilitique) peuvent être résumées dans le programme que voici :

1° Absence d'accidents spécifiques actuels ;

2° Age avancé de la diathèse ;

3° Certaine période d'immunité absolue, consécutivement aux dernières manifestations spécifiques ;

4° Caractère non menaçant de la maladie ;

5° Traitement spécifique suffisant.

Tel est, du moins d'après les résultats de mon expérience, l'ensemble des conditions médicalement exigibles de tout malade syphilitique pour lui ouvrir les portes du mariage.

Si ledit malade satisfait à toutes ces conditions réunies, je le crois apte à devenir sans danger époux et père.

Au cas contraire, je ne me crois pas autorisé à lui donner le consentement, l'autorisation morale qu'il vient réclamer de moi ; je le détourne du mariage, je lui interdis le mariage de toutes mes forces.

Mais entrons dans les détails. Expliquons, commentons et légitimons ce programme, que je suis bien loin, assurément, de vous donner comme définitif (même pour moi), comme non susceptible de retouches et d'amendements ultérieurs, mais qui du moins me semble contenir dès aujourd'hui les obligations principales auxquelles doit s'astreindre tout sujet syphilitique aspirant au mariage.

I

Première condition : ABSENCE D'ACCIDENTS SPÉCIFIQUES ACTUELS.

Voilà un premier point qui, à coup sûr, ne soulèvera pas de contestations. Il est élémentaire, en effet, pour tout le monde, pour les gens du monde comme pour les médecins, que la première obligation à remplir pour un sujet syphilitique candidat au mariage, c'est de ne pas présenter d'accidents syphilitiques *au moment même de son mariage*.

Car l'existence du moindre accident syphilitique est un témoignage éclatant de la maladie, de la maladie non pas seulement en puissance, mais en action.

Et peu importe d'ailleurs que cet accident soit ou non de nature transmissible. Car : 1° s'il est de nature à être transmis, la contre-indication au mariage est aussi formelle, aussi absolue que possible ; — 2° ne serait-il pas de nature contagieuse, il ne révèle pas moins une diathèse permanente, avec tous ses dangers, avec toutes ses conséquences.

Mais n'insistons pas, car l'évidence est vraiment par trop formelle. Et l'on pourrait même s'étonner qu'une proposition comme celle-ci, l'absence d'accidents à l'époque du mariage, ait besoin d'être énoncée. *A priori*, en effet, on ne croirait guère qu'il pût jamais se trouver des hommes assez dépourvus de sens moral, assez ignobles, assez éhontés pour oser se présenter comme époux avec des accidents *actuels* de vérole.

Et cependant, n'allez pas vous y tromper, Messieurs, cette incroyable audace n'est pas sans se rencontrer de temps à autre. Vous en trouverez quelques observations déjà signalées dans la science. Pour ma part, j'ai déjà été témoin de semblables cas une douzaine de fois. Ainsi j'ai vu (et je livre le fait à l'indignation publique), j'ai vu, dis-je, de mes yeux vu, des gens se marier en présentant *le jour même de leurs noces* tels ou tels symptômes syphilitiques, comme syphilides cutanées (psoriasis palmaire, syphilide papulo-squameuse, ecthyma des jambes), plaques muqueuses buccales ou gutturales, plaques muqueuses génitales, sarcocèle spécifique, accidents prodromiques de syphilis cérébrale (1). J'ai même dans mes papiers l'histoire de deux individus

(1) Le dernier cas auquel je fais allusion ici est vraiment assez extraordinaire pour mériter une mention spéciale.

Un jeune homme, syphilitique depuis quelques années, se laisse engager dans un mariage en dépit de divers phénomènes cérébraux, dont il n'avait d'ailleurs — je crois pouvoir l'affirmer — qu'une imparfaite conscience (lourdeur de tête, vertiges passagers, aptitude moindre au travail, changement de caractère, et surtout défectuosité de mémoire). Le jour des noces arrive, et le marié ne paraît pas à la cérémonie. On court chez lui, et on le trouve occupé de toute autre chose, lisant un journal au coin de son feu, *ayant totalement oublié qu'il devait se marier ce jour même!*

Néanmoins on passe outre, et (c'est à n'y pas croire) le mariage s'effectue.

Les troubles cérébraux, bien entendu, ne font au delà que s'aggraver. Quelques mois plus tard, on est forcé de prononcer la séparation des deux époux, pour injures, sévices, violences du mari vis-à-vis de sa femme. Puis le malade prend un accès de manie, présente divers acci-

qui, malgré moi, malgré mes plus énergiques protestations, se sont mariés alors qu'ils portaient l'un et l'autre sur la verge un *chancre induré*, en pleine période d'état! C'est à n'y pas croire, n'est-ce pas? Eh bien, cela est, je vous le certifie, je vous en donne ma parole, et cela démontre une fois de plus que « le vrai peut quelquefois n'être pas vraisemblable ».

Quels mobiles, quelles sollicitations malsaines poussent ainsi certaines gens à se marier dans de telles conditions, en dépit de symptômes syphilitiques actuels? C'est là une recherche, un sujet d'étude qui concernerait le philosophe, le moraliste, plutôt que le médecin. La chose, cependant, n'est pas indifférente pour nous, car nous avons souvent besoin, dans l'exercice de notre ministère, de connaître aussi bien la pathologie morale que la pathologie physique de nos clients. Laissez-moi donc vous en dire quelques mots.

Eh bien, d'après ce que j'ai pu voir, les mobiles qui entraînent certains sujets à un acte aussi inqualifiable ne sont pas le plus habituellement ceux qu'on serait tenté de supposer *à priori*, c'est-à-dire : l'ignorance ou l'intérêt.

Sans doute, il est des gens qui s'engagent dans le mariage en plein état de vérole par ignorance absolue des dangers auxquels ils vont exposer leur femme, leurs enfants à venir et eux-mêmes. Ils ne savent pas ce qu'ils ont, ils ne s'en rendent pas compte; ils n'ont pas même

dents de plus en plus intenses d'encéphalopathie spécifique, et tombe finalement dans la démence.

Un médecin anglais de mes amis m'a dit avoir observé un cas presque identique au précédent.

songé, par incurie, par bêtise, à consulter un médecin. Ceux-là, ce sont les naïfs, les indifférents, les imbéciles.

Sans doute il en est d'autres — et j'en ai vu — qui savent parfaitement et ce qu'ils ont et ce qu'ils peuvent transmettre, qui se rendent un compte exact de la situation, qui en connaissent tous les dangers, et qui bravent ces dangers néanmoins parce qu'ils ont un intérêt supérieur à les braver, à savoir : une dot à toucher, une situation à se faire, une « position » à conquérir. Ceux-là, ce sont les cyniques, les infâmes.

Mais telles ne se présentent pas les choses le plus souvent. En général (au moins d'après le résultat de mon observation personnelle), les individus qui sont amenés à cet acte révoltant du mariage en pleine vérole sont des gens légers, faibles de caractère, qui se sont laissé étourdiment, niaisement, engager dans un mariage alors qu'ils y étaient aussi impropres que possible, puis qui, le moment fatal arrivé, se trouvent acculés dans une impasse d'où ils n'osent plus sortir. Bien que très honteux vis-à-vis d'eux-mêmes de l'action qu'ils vont commettre, bien que la regrettant, la déplorant dans leur for intérieur, ils n'ont pas le courage de reculer, de se dédire, par crainte d'un scandale, de l'éclat d'une rupture sans motifs avouables, par crainte du qu'en dira-t-on, de la malignité publique venant à suspecter leur maladie, etc. (1). Bref, pour sauver les apparences, ils ne commettent rien moins que la pire des lâchetés.

(1) Exemple : Il y a quelques années un jeune homme de province vient me demander conseil pour des accidents actuels de syphilis secondaire (syphilides buccales, alopécie, croûtes du cuir chevelu, etc.). La consultation achevée, il ajoute d'un air confus qu'il est engagé dans des pourparlers matrimoniaux, et finit même par avouer qu'il est ques-

Ces derniers sont-ils moins coupables que les précédents? En tout cas, ils ne font qu'aboutir au même résultat par d'autres voies (1).

tion pour lui d'un « très prochain mariage ». Je m'empresse aussitôt de lui déclarer qu'il y a impossibilité absolue de donner suite à de tels projets dans les conditions où il se trouve, et je lui en donne les raisons; j'insiste énergiquement, le voyant peu disposé à se laisser convaincre, et je lui déroule toute la série des dangers auxquels il va s'exposer, lui et sa future famille. Or, à tous mes arguments ce jeune homme oppose une réponse obstinée, toujours la même, à savoir : « qu'il est contraint de se marier pour qu'on ne soupçonne pas sa maladie ». Je l'entends encore me répéter ceci : « Je voudrais suivre vos conseils, monsieur le docteur, mais cela n'est plus possible aujourd'hui. Quel motif invoquer pour une rupture vis-à-vis de ma future famille et vis-à-vis de ma propre famille? Que dirait-on autour de moi, dans ma petite ville de province? A force de chercher, on finirait par trouver ou par suspecter le véritable motif de ma retraite, et alors...! je serais perdu, déconsidéré, etc., etc... »

Et, quelques semaines plus tard, je recevais indirectement la nouvelle de son mariage.

(1) Si je n'avais craint d'excéder les limites de mon programme, j'aurais annexé à ce chapitre quelques considérations relatives aux sujets qui se marient *en pleine incubation de syphilis*. Les cas de ce genre sont naturellement très rares, mais non moins dignes d'attention. Ils se résument en ceci :

Un sujet sain a rapport quelques jours avant son mariage (une quinzaine, par exemple) avec une femme infectée de syphilis et reçoit d'elle la contagion. Comme les premiers symptômes de la maladie sont toujours séparés de l'époque où s'est exercée la contagion par une période de trois semaines en moyenne, quelquefois d'un mois et même davantage, cet homme se marie avec les apparences d'une immunité parfaite. Ce n'est que huit, dix, quinze jours plus tard que commencent à se révéler les phénomènes initiaux de l'infection, sous forme d'une ou de plusieurs érosions locales. De telle sorte que, contractée avant le mariage, la syphilis ne fait son éclosion qu'après le mariage, grâce à l'incubation prolongée qui lui sert toujours de prélude.

Or, qu'arrive-t-il dans ces conditions? C'est que le mari, non initié aux secrets de l'incubation syphilitique et se croyant à l'abri de toute contagion possible, ne se préoccupe guère de la lésion qui vient de naître sur lui. Cette lésion, il est à cent lieues de supposer qu'elle puisse être de mauvaise nature; il la prend pour « une écorchure, une éraillure, un bobo quelconque insignifiant. » Conséquemment il ne

II

Deuxième condition : Age avancé de la diathèse.

Avec ce second point, nous touchons à l'une des conditions les plus importantes, les plus essentielles de notre programme.

D'une façon générale, en effet, on peut poser ceci comme axiome :

Plus jeune est la syphilis de l'époux, plus nombreux et plus grands sont les dangers qu'il apporte dans le mariage.

D'où ce corollaire, en ce qui nous concerne :

Plus âgée sera la syphilis de notre client, plus nous serons autorisés (sauf indications particulières d'un autre genre) à accorder de tolérance par rapport au mariage.

Légitimons ce qui précède.

I. — Tout d'abord, examinons la question au point de vue des dangers de contagion pour la femme.

Sans contradiction possible, c'est la syphilis *jeune* qui est surtout dangereuse comme *contagiosité*.

s'abstient pas de rapports avec sa jeune femme, et il lui transmet de la sorte la syphilis.

J'ai déjà observé, pour ma seule part, quatre cas de cet ordre. Et, dans ces quatre cas, toujours la contagion avait été transmise à la jeune mariée. Comme exemple, je relaterai plus loin l'une de ces observations (Voy. *Pièces justificatives,* note IV).

La possibilité d'une contamination de ce genre dans le mariage est généralement peu connue ou paraît avoir peu frappé l'attention des cliniciens. Il serait à désirer, dans l'intérêt de tous, qu'elle devînt de notion plus commune.

En effet :

1° Il est de notion commune que ces manifestations disséminées, éparpillées, de la diathèse qui, sous les noms de plaques muqueuses ou mieux de syphilides érosives, papulo-érosives, papulo-ulcéreuses, etc., affectent si fréquemment les diverses muqueuses et la peau, il est de notion commune, dis-je, que ces lésions appartiennent surtout, chronologiquement, aux premières étapes de la maladie, à ce qu'on appelle la *période secondaire*. C'est dans les premiers mois, dans les deux ou trois premières années de l'infection, qu'on les observe presque exclusivement. Or, la contagiosité de tels accidents n'est plus à démontrer aujourd'hui. On peut même dire que les accidents de cet ordre constituent la source principale qui alimente et entretient la vérole parmi nous.

2° Chacun sait en second lieu que, dans les deux ou trois premières années de la diathèse, les manifestations morbides dont nous venons de parler sont essentiellement sujettes à repulluler, à *récidiver*, et cela avec une insistance parfois désespérante. Citons, comme exemple, les plaques muqueuses buccales qui, chez les fumeurs plus particulièrement, se produisent et se reproduisent à maintes reprises dans le cours des premiers mois, des premières années de la maladie.

3° En outre, à cette même époque de la diathèse, il il est *deux foyers de prédilection* qu'affectent les déterminations morbides, à savoir : la *bouche* et les *organes génitaux*.

Or, précisément, ce sont là deux localisations des plus dangereuses au point de vue qui nous occupe ; car c'est en ces points que, dans le mariage, la contagion aura naturellement le plus de chances de se transmettre.

Ajoutons encore cette autre considération : la syphilis secondaire est particulièrement dangereuse, au point de vue de la contagion, *par la bénignité même de ses accidents*. Très souvent les lésions qu'elle détermine sur le tégument muqueux, à la bouche ou à la verge notamment, ne consistent qu'en des érosions très superficielles, minimes d'étendue, presque simplement desquamatives. Or, de telles lésions peuvent facilement passer inaperçues, même chez des sujets soigneux, attentifs à leur santé. Elles ne risquent pas moins d'être confondues avec des érosions vulgaires, banales, insignifiantes. A la verge, par exemple, on les prend fréquemment pour de simples écorchures, pour des éraillures inflammatoires, herpétiques ou autres. A la bouche, elles passent non moins communément pour des aphthes, des gerçures, des « irritations locales provenant du cigare ou de la cigarette », etc., etc. Somme toute, pour une raison ou pour une autre, *on ne s'en méfie pas*, tant elles ont l'allure inoffensive. Et cela même en fait le danger ; car des accidents aussi légers, aussi bénins, ne semblent pas devoir imposer la continence et deviennent ainsi l'origine de contagions fréquentes dans le mariage. — C'est là un point que je me borne à signaler pour l'instant ; j'aurai plus tard l'occasion d'y revenir en détail.

Telles sont, Messieurs, les raisons diverses pour lesquelles la syphilis *jeune* est si redoutable au point de vue de la contagion.

Tout au contraire, à une époque plus reculée et, *à fortiori*, dans une étape avancée de la diathèse, ces mêmes dangers de contagion n'existent plus ou du moins ne se présentent que d'une façon bien plus restreinte relativement, bien moins commune. Et cela pour des raisons précisément opposées, à savoir : parce que la syphilis vieillie ne s'accuse plus que par des manifestations infiniment moins multiples, plus discrètes, moins sujettes à récidives, etc. ; — parce qu'elle n'affecte plus avec la même prédilection ces deux foyers si favorables à la contagion, la bouche et la verge ; — parce que les lésions qu'elle détermine à cette période consistent, non plus en des érosions minimes, superficielles, susceptibles soit de passer inaperçues, soit d'être confondues avec des accidents inoffensifs d'ordre vulgaire, mais bien en des ulcérations profondes, larges, importantes, durables, qui ne sauraient ni échapper à l'attention du malade, ni permettre la possibilité d'une contagion par indifférence, par inadvertance, etc.

Et n'allez pas, Messieurs, prendre ce qui précède pour de la théorie pure. Ce sont là tout au contraire des raisons déduites de l'expérience. Au surplus, consultez les données de la clinique, et recherchez à quelle époque de la diathèse se produit surtout la contagion dans le mariage. Voyez quels sont surtout les maris qui communiquent la syphilis à leur femme. J'ai fait cette recherche pour ma part, je viens à nouveau d'interroger mes notes à ce sujet, et, d'une façon non douteuse, j'ai abouti à ceci :

Sinon toujours, au moins dans l'énorme majorité des cas, les maris qui communiquent la syphilis à leur femme sont ceux qui ont abordé le mariage *avec une syphilis jeune encore*, c'est-à-dire avec une syphilis datant de quelques mois, d'un an, de deux ans, plus rarement déjà de trois ou quatre ans.

Quand un homme se marie en puissance d'une syphilis récente, la contagion de la femme est un fait à peu près constant.

Au contraire, bien plus rares sont les cas où la contagion de la femme se produit alors que la syphilis de l'époux est plus ou moins ancienne, c'est-à-dire remonte à 6, 8, 10 ans, et au delà.

Sur ces deux points, je le répète, mes observations sont formelles, aussi péremptoires, aussi probantes que possible. Et je me résume en disant :

La contagion syphilitique dans le mariage est d'autant plus à craindre pour la femme que la syphilis du mari est de date plus récente.

II. — De même, au point de vue de l'influence héréditaire, l'âge avancé de la syphilis paternelle est une condition également favorable.

C'est un fait remarqué de vieille date, consigné d'une façon positive par divers auteurs, que l'influence syphilitique du père sur les enfants subit une décroissance progressive à mesure que vieillit la diathèse.

Ainsi, pour ma part, dans les quelques cas où j'ai vu la syphilis passer directement du père à l'enfant, sans contamination de la mère, j'ai fait cette remarque que toujours l'infection paternelle était de date assez récente, c'est-à-dire ne dépassait pas au maximum trois ou quatre années. Au delà de ce terme, jamais je n'ai constaté de transmission syphilitique par hérédité paternelle.

Une autre preuve nous est encore fournie par ces cas d'avortements successifs dont je vous ai déjà parlé précédemment, comme conséquence possible de la syphilis du mari. Plus d'une fois on a observé ceci : une femme saine, indemne de syphilis, commence par faire plusieurs *fausses couches*; — puis (premier progrès se réalisant sous la seule influence du temps, le mari ayant continué et devant continuer encore à ne pas se traiter) cette même femme n'avorte plus, elle accouche seulement *avant terme*, et toujours d'un enfant mort; — puis, second progrès (puisque nous sommes réduits à qualifier cela du terme de progrès), elle accouche *à terme* d'un enfant mort ou destiné à une mort très prochaine; — plus tard, enfin, elle amène à terme un ou plusieurs enfants *vivants*.

Quoi de plus propre à démontrer la décroissance normale de l'influence syphilitique héréditaire sous la seule action du TEMPS?

A ce propos laissez-moi vous citer un cas curieux relaté par un de nos confrères anglais bien connu parmi nous, le docteur J. Hutchinson :

Un médecin contracte la syphilis et s'en traite pendant six mois environ. Se croyant guéri et à l'abri de toute crainte, il se marie trois à quatre ans plus tard. Sa femme reste *saine* et devient enceinte *onze* fois. Or, suivez bien, Messieurs, les résultats fournis par ces diverses grossesses, et voyez l'atténuation progressive subie par la diathèse sous l'influence du temps :

Première grossesse ; — enfant *mort-né*.

Deuxième grossesse ; — enfant *mort-né*.

Troisième grossesse ; — enfant né *vivant*, mais *syphilitique*, et *mourant* avec les symptômes classiques de la syphilis héréditaire,

Quatrième grossesse ; — enfant né vivant, mais *syphilitique*, et *mourant* de même de la syphilis.

Au contraire, les sept dernières grossesses fournissent des enfants qui, bien que syphilitiques, résistent à la maladie et restent tous *vivants* (1).

Et d'ailleurs, comment pourrait-on révoquer en doute pour l'hérédité paternelle l'influence atténuante et corrective du *temps*, alors que cette même influence s'atteste d'une façon si péremptoire, si évidente, pour l'hérédité maternelle ou, collectivement, pour l'hérédité mixte, dérivant des deux conjoints? N'est-ce pas un fait absolument démontré, n'est-ce pas une véritable loi pathologique, que la décroissance graduelle, puis l'extinction finale de la réaction syphilitique des parents sur les enfants? Des exemples très probants à cet égard ont été produits par divers auteurs, par Bertin (2),

(1) Mémoire cité (*The British and foreign med. chir. review*, 1877, vol. LX).

(2) Voici le sommaire de la curieuse observation de Bertin à laquelle il est fait allusion ici :

Père et mère syphilitiques.

Première grossesse. — Avortement à six mois. — Enfant mort-né.

Deuxième grossesse. — Avortement à sept mois. — Enfant vivant 8 heures.

par M. Diday (1), par M. Bazin (2), par M. Roger (3), par M. Kassowitz (4) et tant d'autres. Mais nul

Troisième grossesse. — Accouchement à sept mois et demi d'un enfant mort.

Quatrième grossesse. — Accouchement à terme. — Enfant syphilitique, survivant dix-huit jours.

Cinquième grossesse. — Accouchement à terme. — Enfant syphilitique, survivant six semaines.

Sixième grossesse. — Accouchement à terme. — Enfant syphilitique, survivant.

(*Traité de la maladie vénérienne chez les nouveau-nés*, etc., Paris, 1810, p. 142.)

(1) «... En compulsant les observations où des parents syphilitiques ont eu successivement un grand nombre d'enfants, on remarque que, même en l'absence de tout traitement général, la maladie sévit plus fortement sur les aînés, qu'elle s'adoucit ensuite à mesure que ses victimes se multiplient. A la première couche un avortement a lieu à cinq mois ; il est moins hâtif à la seconde. La troisième donne un enfant à terme, mais faible et non viable ; le quatrième naît avec une constitution plus résistante... Ce qu'on observe, en un mot, c'est une diminution graduelle de l'impression diathésique sur la progéniture. »

(*Traité de la syphilis des nouveau-nés et des enfants à la mamelle*, Paris, 1854, p. 183.)

(2) *Leçons théoriques et cliniques sur la syphilis et les syphilides*, Paris, 2e édit., 1866, p. 164.

(3) Sommaire d'une observation relatée par M. Roger :

Père et mère syphilitiques.

Première grossesse. — Accouchement à huit mois et demi. — Enfant mort.

Deuxième grossesse. — Accouchement à terme. — Enfant mort.

Troisième grossesse. — Accouchement à terme. — Enfant vivant, syphilitique, couvert de boutons à l'âge d'un mois, et mourant à quatre mois.

Quatrième grossesse. — Accouchement à terme. — Enfant vivant, fort et bien portant. — Du deuxième au troisième mois, cet enfant est affecté d'une syphilide limitée aux fesses, puis d'un coryza fort intense. Mort à huit mois.

Cinquième grossesse. — Accouchement à terme. — « Enfant syphilitique comme ses aînés, mais à un degré moindre (simple roséole). Traité par la médication mercurielle, il guérit complètement. — Agé aujourd'hui de dix-sept mois, et bien portant. »

(*Étude clinique sur la syphilis infantile* (Union médicale, 1865, t. I, p. 147.)

(4) *Die Vererbung der Syphilis*, Vienne, 1876.

n'est plus démonstratif et mieux fait pour commander la conviction qu'un cas très curieux dû à M. Mireur, cas se résumant en ceci :

Un jeune maçon contracte un chancre induré, et se marie au début même de la période secondaire. Il ne manque pas (cela devait être) de contagionner aussitôt sa jeune femme.

Au delà, surviennent huit grossesses, dont les résultats se déroulent suivant l'impulsion propre de la maladie, *les deux époux restant indemnes de tout traitement.*

Or, ces huit grossesses se terminent de la façon suivante :

Première grossesse : — *avortement* au cinquième mois.

Deuxième grossesse : — *avortement* au septième mois.

Troisième grossesse : — accouchement avant terme ; *enfant mort.*

Quatrième et cinquième grossesses : — *enfants vivants*, mais *syphilitiques* l'un et l'autre, mourant le premier à trente jours, et le second à un mois et demi.

Sixième, septième et huitième grossesses : — enfants *vivants* et *sains* (1).

Un tel fait, en vérité, est assez éloquent par lui-même pour nous dispenser de tout commentaire.

Or, s'il en est ainsi pour l'hérédité mixte, on ne com-

(1) Thèse citée, p. 91. — Un point curieux, c'est que, consécutivement à ces trois dernières grossesses qui amenèrent des enfants vivants et sains, le père et la mère présentèrent encore divers accidents syphilitiques de forme grave, tels notamment, dit l'observateur, que « des tubercules gommeux et ulcérés, abondamment répandus sur les membres. »

prendrait guère qu'il pût en être autrement pour l'hérédité paternelle isolée.

Donc, le temps use l'influence syphilitique paternelle et la rend de moins en moins dangereuse pour les enfants ; voilà un point qui paraît bien démontré.

De là cette conclusion pratique qu'avec la syphilis il y a toutes chances à *attendre le plus longtemps possible* avant d'aspirer au rôle de père de famille. — C'est là du moins ce qui m'a semblé ressortir d'une façon aussi formelle que possible des faits observés par moi jusqu'à ce jour.

III. — Enfin, au point de vue des risques personnels qu'apporte un sujet syphilitique dans le mariage, l'âge avancé de la diathèse est encore une condition certainement favorable et constitue encore une *garantie*, une garantie non pas absolue et formelle, bien entendu, mais relative tout au moins.

Et, en effet, l'âge avancé de la diathèse permet d'autant mieux d'apprécier dans une certaine mesure la « qualité » de cette diathèse, son degré d'intensité, son pronostic général. Non pas assurément qu'en fait de syphilis le passé soit toujours, comme on l'a dit, « le miroir de l'avenir » ; tant s'en faut. Non pas qu'une syphilis primitivement bénigne ne puisse aboutir dans une étape éloignée à des accidents sérieux ou mortels. Mais toujours est-il qu'à une période déjà plus ou moins avancée on n'a plus à redouter certains accidents, certaines formes malignes, menaçantes, de la maladie. De plus — et c'est là l'essentiel — le stage compris entre le début de l'infection et l'époque actuelle a pu être fructueusement exploité pour un long et salutaire traitement, ce qui confère en l'espèce la meilleure et la plus solide des garanties.

Donc, à tous égards, vous le voyez, l'ancienneté de la maladie constitue une condition essentielle, indispensable, pour l'admissibilité au mariage.

D'après moi, un sujet syphilitique n'a le devoir, n'a le droit d'aspirer au mariage que si sa maladie remonte déjà à un certain temps, que si déjà elle compte derrière elle une certaine durée. Cela, je l'affirme énergiquement, je le pose en principe avec une conviction absolue, qui repose aujourd'hui sur un très grand nombre d'observations.

Maintenant, avec juste raison, vous allez me presser davantage, réclamer de moi des indications plus catégoriques, et me dire : « Soit ! Une certaine durée de maladie est indispensable pour l'admissibilité au mariage. Mais parlez net, parlez en chiffres précis. Quelle est, quelle doit être, d'après vous, cette durée ? »

Ah ! c'est ici que va commencer le point délicat. Tant qu'on reste dans les termes généraux, les solutions sont faciles. Mais, quand il s'agit de fixer une mesure arithmétique, dès qu'on arrive aux chiffres, les difficultés commencent.

Cependant les mêmes faits qui m'ont servi à poser les règles générales qui précèdent vont me permettre — jusqu'à un certain point — de vous satisfaire, et je vous répondrai ceci :

D'abord, l'âge d'une syphilis n'est pas la seule donnée d'après laquelle on puisse déterminer l'admissibilité ou la non-admissibilité au mariage. Cette détermination comporte d'autres facteurs, implique d'autres conditions essentielles et majeures dont nous parlerons bientôt, telles que la nature des accidents spécifiques antérieurs, la « qualité » de la diathèse (vous verrez ce que j'entends par ce mot), l'intervention d'un traitement suffisant, l'influence exercée par ce traitement, etc. De sorte qu'on ne saurait jamais se baser sur l'âge seul de la maladie pour résoudre le problème qui nous occupe, c'est-à-dire pour décider si un sujet syphilitique est devenu ou non apte au mariage.

Ces réserves faites, j'aborde la question à laquelle vous attendez une réponse, et je vous livre tout aussitôt ma profession de foi, qui peut se résumer ainsi :

A ne tenir compte pour l'instant que de la donnée de l'âge, je ne crois pas qu'il soit permis à un sujet syphilitique de songer au mariage avant une période *minima* de *trois* à *quatre années*, consacrée à un traitement des plus sérieux.

Trois à quatre années, tel est, d'après moi, le MINIMUM (notez bien ce mot, je vous prie), le minimum nécessaire, indispensable, pour que la diathèse puisse s'épurer suffisamment sous la double influence du temps et du traitement, et pour que le malade, rentré dans les conditions communes, ait le droit d'aspirer à devenir époux, père, soutien de famille.

Oui, trois ou quatre années; et ce n'est pas trop, et mes exigences ne vont pas trop loin. Car *mieux vaudrait davantage*, j'en suis bien certain; car, avec la syphilis, il y a toujours bénéfice à attendre, à différer, quand il s'agit d'intérêts aussi sacrés à respecter que ceux d'une jeune femme et de toute une famille.

Aussi bien, j'affirme à nouveau la proposition que je viens de formuler, en lui donnant cette consécration de l'expérience :

En deçà du *minimum* précité, tout est à craindre, et les dangers de la syphilis du mari se traduisent par des catastrophes, sinon fatales et constantes, du moins fréquentes, habituelles.

Au delà de ce terme, lés dangers de la syphilis du mari s'atténuent et disparaissent, sinon d'une façon absolument certaine (car la certitude absolue, mathématique, nous fait et nous fera toujours défaut en pareille matière), au moins d'une façon très habituelle, assez habituelle en tout cas pour que nous soyons autorisés à permettre le mariage. Encore faut-il, bien entendu (et c'est là un point sur lequel je ne crains pas d'insister à nouveau), que, pendant le laps de temps en question, à l'influence corrective des années soit venue se joindre l'influence curative d'un traitement méthodique, intense et prolongé.

Avant trois ou quatre ans écoulés, jamais je n'oserais pour ma part, quelle qu'eût été d'ailleurs l'intensité du traitement, délivrer une patente nette pour le mariage à un sujet syphilitique. Car j'ai vu les plus tristes, les plus néfastes conséquences succéder à des unions prématurées de ce genre.

Au delà de trois à quatre années, utilement consacrées à une médication dépurative, je me crois autorisé, de par l'expérience, à *tolérer* le mariage, sauf contre-indication particulière relevant de tel ou tel autre chapitre de mon programme. Et cela, parce que, dans ces conditions, j'ai vu quantité de sujets syphilitiques se marier sans devenir nuisibles à leur femme et à leurs enfants.

A dessein je viens de dire que, dans les conditions précitées, je me jugeais en droit de « *tolérer* » le mariage. Et, en effet, je le tolère en pareil cas bien plutôt que je ne le conseille. Je le tolère parce que je considère ce terme de trois à quatre ans comme suffisant à la rigueur pour sauvegarder les intérêts que j'ai à cœur de protéger. Mais je ne dissimulerai pas qu'un délai supérieur me satisferait bien davantage en m'offrant des garanties plus sérieuses. Vis-à-vis d'un malade dont la syphilis (d'ailleurs bien traitée) remonte à six, huit ou dix ans, je me sens bien autrement à l'aise pour lui accorder patente nette; et cela, je le répète encore, parce qu'à de nombreux points de vue la sécurité s'accroît avec l'ancienneté de la diathèse.

Aussi, pratiquement, ma règle de conduite est-elle la suivante :

Consulté sur la possibilité d'un mariage par un malade dont la syphilis (d'ailleurs régulièrement traitée) ne remonte qu'à trois ou quatre ans, je commence toujours par lui conseiller d'*attendre*, de différer ses projets d'union, et d'insister à nouveau sur le traitement, en vue d'accroître et de parfaire ses chances de sécurité.

Que si, cependant, le malade arguë d'un intérêt sérieux, majeur, à un mariage immédiat, que si, de plus, il satisfait à toutes les autres exigences de mon programme, je ne me crois pas en droit de contrecarrer ses projets ; je *tolère* son mariage dans ces conditions ; je lui donne l'autorisation médicale qu'il vient réclamer de moi, non sans y ajouter encore quelques avis, quelques recommandations indispensables dont je vous parlerai plus tard, en terminant cet exposé.

III

Troisième condition : Stade d'immunité suffisamment long au dela des dernières manifestations spécifiques.

Une troisième condition que je considère comme indispensable en l'espèce, c'est qu'un temps plus ou moins long se soit écoulé *sans accidents spécifiques* entre les dernières manifestations présentées par le malade et l'échéance fixée pour le mariage.

C'est-à-dire : avant d'avoir droit de songer au mariage, il faut que le malade soit resté exempt de toute manifestation diathésique pendant un temps suffisamment prolongé. C'est à ce laps de temps écoulé sans aucun incident spécifique, sans aucun réveil de la syphilis, que je donne le nom de *période d'immunité*.

Or, cette période d'immunité constitue une garantie nécessaire, indispensable, pour l'admissibilité au mariage, et cela à des titres divers :

D'abord, elle a une signification ; elle atteste que la diathèse a passé sa période aiguë, j'entends cette période particulièrement redoutable où les poussées syphilitiques se succèdent à brève échéance, voire parfois d'une façon subintrante, et ne sont pas moins dangereuses par le nombre que par la qualité contagieuse de leurs manifestations.

En second lieu, ce temps plus ou moins long passé sans accidents permet de juger le degré d'apaisement de la diathèse. C'est un témoignage de la non-activité, de la sédation actuelle de cette diathèse.

Sans doute, il est possible que l'absence d'accidents pendant un certain stade ne soit qu'une trève accordée par la maladie, laquelle, à un moment donné, reprendra tous ses droits. Mais il est possible aussi, au cas où un traitement énergique a été mis en vigueur, que cette trève soit le début d'une paix définitive. Comment débuterait, si ce n'est de la sorte, une paix définitive?

En tout cas, il est indéniable — et cela de l'aveu général — qu'une immunité prolongée constitue un bon signe, un signe qui correspond à une détente de la maladie, qui en atteste la décroissance, le déclin au moins provisoire. Et, si cette condition favorable se trouve en outre doublée de la garantie d'une médication suffisante, il y a lieu d'espérer que la diathèse a définitivement imposé silence à ses manifestations. La sécurité est donc acquise pour le mariage.

Tout cela est tellement vrai qu'un médecin prudent ne permettra jamais le mariage à un sujet syphilitique qui sort à peine d'une poussée syphilitique. Pour ma part, jamais je ne laisserais un de mes clients se marier au lendemain d'un accident spécifique quelconque, si minime d'ailleurs que fût cet accident. Et cela pour deux raisons : parce que, d'abord, la production d'un symptôme syphilitique quelconque témoigne que non-seulement la diathèse subsiste, mais subsiste en pleine activité de manifestations; — et, en second lieu, parce que, dans de telles conditions, il est impossible de présager ce qui va suivre. D'autres déterminations morbides ne vont-elles pas surgir dans un avenir prochain, ou bien le calme va-t-il se faire? Le temps seul peut juger la question. Donc, *attendre* est de rigueur en pareille occurrence.

Tout au contraire, si un client se présente à moi en me disant : « Voilà deux ans, quatre ans, six ans, dix ans, que je n'ai plus rien eu », ce long silence de la maladie me met bien autrement à l'aise. Je sens que j'ai affaire à une diathèse entrée en voie de sédation, à une diathèse qui a passé sa période aiguë, qui ne reproduira pas ces phases secondaires si dangereuses pour la contagion et l'hérédité, etc.. Conséquemment, mes appréhensions en ce qui concerne le mariage se trouvent diminuées d'autant.

J'ajouterai que cette période d'immunité me satisfera bien plus encore, au point de vue où nous l'étudions actuellement, si elle a coïncidé avec une suspension prolongée du traitement spécifique. Car alors elle prend une signification plus accentuée; elle atteste que la maladie, même abandonnée à son impulsion propre et indépendamment de toute action répressive du traitement, n'a pas eu tendance à reproduire ses manifestations. Et cela n'est pas sans un intérêt majeur. Nous savons en effet qu'il est certaines syphilis qui, tout à la fois dociles et rebelles à l'action de nos remèdes, semblent guérir dès qu'on les traite pour reprendre un essor nouveau peu de temps après la suppression du traitement (1). Il faut se méfier de ces dernières et ne pas oublier qu'en l'espèce une immunité prolongée *en dehors de toute intervention thérapeutique* constitue seule une garantie véritablement sérieuse par rapport au mariage.

Ce point résolu en principe, à savoir la nécessité d'une certaine période d'immunité complète avant le mariage, je prévois bien qu'ici encore, comme tout à l'heure, vous allez me demander des chiffres, réclamer une mesure précise, et me dire : « Quelle doit donc être pour vous la durée exacte de cette période d'immunité, de

(1) Il est très-positivement un certain genre de syphilis auxquelles on ne peut, pour ainsi dire, lâcher la bride au delà d'un certain temps sans qu'elles reprennent un élan nouveau. Tant qu'elles sont soumises au traitement spécifique, elles restent muettes. Mais ce traitement vient-il à être suspendu, presque aussitôt — ou tout au moins après un certain temps — elles reproduisent des symptômes nouveaux. Il faudrait, en quelque sorte, les traiter toujours pour les condamner au silence. Or, au point de vue qui nous occupe, quelle garantie présenterait, en pareil cas, une immunité exclusivement due à une influence thérapeutique *permanente?* Laisserons-nous marier un malade affecté d'une syphilis de ce genre, en nous basant sur la garantie d'une immunité longtemps prolongée et d'un traitement longuement poursuivi ? Mais il pourra se faire que, le jour où le traitement sera suspendu, des accidents nouveaux se reproduisent, avec toutes leurs conséquences, avec tous leurs dangers. Donc, en l'espèce, le mariage ne pourra, ne devra être toléré qu'à la condition spéciale d'un long stade passé sans accidents *en dehors de toute intervention thérapeutique.*

Les formes de syphilis auxquelles je fais allusion ici ne sont pas absolument rares. Il faut s'en méfier en pratique; car elles sont incompatibles avec le mariage, tant qu'elles conservent leur caractère vivace et leur tendance à de perpétuelles récidives.

cette sorte de stage expérimental que vous exigez du malade? »

Or, ici encore comme précédemment, je ne vous satisferai qu'à moitié, en me bornant à vous répondre ce que j'ai seulement le droit de vous répondre, à savoir que :

1° Une mesure fixe, précise, serait impossible à déterminer. Force est, par la nature même des choses, de s'en tenir ici à des moyennes approximatives, assez larges comme limites.

2° Plus longue sera cette période d'immunité, plus rassurante elle se présentera à tous égards, spécialement en ce qui concerne la question du mariage.

3° Enfin, pour fixer un minimum, je crois d'après mon observation personnelle qu'il serait imprudent d'abaisser la durée de ce stade d'immunité complète au-dessous de *dix-huit mois à deux ans*.

Dix-huit mois à deux ans passés sans accident aucun, sans réveil aucun de la diathèse, me semblent un minimum de strict nécessaire à exiger rigoureusement de tout sujet syphilitique avant de lui permettre accès au mariage.

D'ailleurs, notons bien que la durée de ce stage d'immunité morbide reste naturellement soumise à des conditions variables. Elle devra être plus longue ou plus courte suivant les divers malades, et ce sera affaire au médecin de la proportionner aux exigences de chaque cas particulier. Il est évident, par exemple, que nous serons autorisés à la réclamer plus longue, si les derniers accidents présentés par le malade ont été de nature grave, ou bien encore si la diathèse en général a revêtu un caractère menaçant. Et inversement aussi, nous pourrons nous départir d'une sévérité semblable dans des conditions précisément contraires.

Mais je m'aperçois qu'avec les considérations de ce genre nous allons empiéter sur le quatrième point de mon programme. Réservons-les pour ce qui va suivre.

IV

Quatrième condition : CARACTÈRE NON MENAÇANT DE LA DIATHÈSE.

Évidemment, il y a syphilis et syphilis, comme on l'a dit et répété tant de fois, surtout de nos jours.

Sans contradiction possible, il y a des *syphilis bénignes* et des *syphilis graves*.

Il y a des syphilis bénignes, légères, qui, si peu qu'elles soient soumises à un traitement régulier, se limitent à un petit nombre d'accidents extérieurs, superficiels et sans importance ; — comme aussi il est des syphilis graves qui, même traitées, même méthodiquement et énergiquement traitées, n'en déterminent pas moins des manifestations sérieuses, importantes, doublement importantes et par le nombre et par le caractère de leurs accidents.

Or, la *qualité* (passez-moi le mot), la qualité, dis-je, de la syphilis dont a été affecté un malade est loin d'être sans intérêt pour le sujet spécial qui nous occupe. Tout au contraire, c'est là une considération majeure en l'espèce, une considération très-essentielle à consulter et dont il y a lieu, n'en doutez pas, de tenir grand compte pour la solution de notre problème.

Et en effet, étant donné un malade qui vient réclamer de nous un avis sur la possibilité d'un mariage, si la syphilis dont il a été affecté n'a été que moyenne ou légère, si elle s'est bornée à un petit nombre de poussées, si les accidents qui ont composé ces poussées ont été superficiels et bénins, si la diathèse s'est montrée docile au traitement et s'est rapidement, facilement amendée sous l'influence des agents thérapeutiques, ce sont là, sans contradiction possible, autant de conditions excellentes qui doivent nous disposer favorablement. Cet ensemble de bénignité est bien fait, assurément, pour inspirer confiance et engager le médecin à se départir, presque malgré lui, de la sévérité nécessaire en pareille et aussi grave situation. Le passé semble ici garant de l'avenir, et il nous force la main, si je puis ainsi parler, pour l'acquiescement au mariage.

Au surplus, ce n'est là que justice. Car, de par l'expérience, les prévisions de bon augure déduites d'antécédents aussi favorables se trouvent presque toujours confirmées par les événements ultérieurs, alors surtout que le malade compte à son actif un long et sérieux traitement.

Cependant, il ne faudrait rien exagérer en ce sens. A coup sûr, la bénignité originelle d'une syphilis constitue une condition favorable pour le mariage, mais elle ne constitue que cela, et elle ne supplée pas à elle seule aux autres exigences du programme complexe que nous étudions. Se fier à elle seule pour permettre le mariage serait une imprudence grave qui pourrait conduire aux plus fâcheuses conséquences, et j'ai le regret de dire qu'en pratique cette imprudence n'est que trop fréquemment commise, ainsi que j'en ai les preuves entre les mains.

Je ne craindrai donc pas d'insister sur ce point, et je répète que, si bénigne qu'ait été une syphilis dans ses premières périodes, on n'est pas autorisé par ce fait seul, sur cette donnée seule, à permettre le mariage sans plus ample informé, sans exigence d'un autre genre. En dépit de cette bénignité, dont je viens de reconnaître et dont j'affirme encore l'importance au point de vue qui nous occupe, il ne faut pas moins, d'après moi, que le malade satisfasse pleinement aux autres conditions communes auxquelles est assujetti tout sujet syphilitique candidat au mariage. Cela est de rigueur, et en voici le pourquoi.

D'une part, l'expérience nous apprend que des syphilis originairement bénignes peuvent se révéler plus ou moins tardivement par des manifestations sérieuses, si elles n'ont pas été soumises, comme d'autres syphilis plus graves, à un traitement intense et prolongé. Et l'on a vu plus d'une fois des syphilis de ce genre, négligemment traitées en raison de leur bénignité apparente, devenir plus tard singulièrement dangereuses dans le mariage au double point de vue de la *contagion* et de l'*hérédité*.

D'autre part, et ceci n'a pas une importance moindre, ces mêmes syphilis primitivement inoffensives d'allure ne laissent pas de comporter un point noir pour l'avenir; et ce point noir (passez-moi l'expression) est relatif aux *risques personnels du mari*. Je m'explique.

Il est actuellement bien prouvé — et l'on me rendra cette justice, je l'espère, que j'ai contribué pour une part à cette utile démonstration — il est actuellement bien prouvé, dis-je, que la bénignité initiale d'une syphilis ne constitue en rien une garantie absolue pour l'avenir. Telle syphilis qui commence bien n'est pas moins exposée pour cela à mal finir (1). C'est ainsi qu'assez fréquemment on observe des malades qui, n'ayant présenté au début de la diathèse que des accidents secondaires légers, voire presque insignifiants, sont affectés à longue échéance, 10, 15, 20 ans plus tard, des manifestations tertiaires les plus graves. La syphilis cérébrale par exemple, ainsi que je l'ai établi dans une publication récente (2), semble sévir de préférence sur des sujets à antécédents spécifiques de bénignité singulière. Il en est de même, comme je compte vous le montrer bientôt, pour la syphilis de la moelle. Et d'ailleurs, Messieurs, je ne dois en ce moment que

(1) C'est là un point sur lequel je ne cesse d'insister dans mes cours. Je l'ai étudié et développé longuement dans mes *Leçons sur la syphilis chez la femme*, et l'on trouvera là une longue série d'observations relatives à des malades qui, n'ayant présenté au début de la diathèse que des accidents légers, essentiellement bénins, ont abouti plus tard aux formes les plus graves de la période tertiaire (p. 1012 et suiv.).

(2) *La syphilis du cerveau*, Leçons cliniques recueillies par E. Brissaud, Paris, 1879.

M. Broadbent professe une opinion semblable. « Des cas que j'ai « vus, a-t-il écrit, j'ai déduit cette opinion que les sujets qui sont les « plus exposés aux accidents du système nerveux sont ceux chez qui « les symptômes secondaires ont été transitoires ou légers. »

prêcher des convertis; car je parle devant des élèves de Saint-Louis, de cet hôpital qui est le refuge préféré des vieux syphilitiques. Or, ne rencontrons-nous pas ici presque journellement des malades qui, affectés de lésions tertiaires de tout siège et de lésions tertiaires menaçantes comme pronostic local ou général, ont cependant commencé la syphilis de la façon la plus légère, la plus bénigne, la plus favorable en apparence? Cela est tellement vrai que, sur nombre d'entre eux, nous avons même grand'peine à remonter jusqu'à l'étape originelle de la maladie, étape presque oubliée non pas seulement en raison de sa distance chronologique, mais en raison du peu d'importance des accidents qui l'ont signalée.

On a longuement discuté sur ces curieuses syphilis qui, après s'être fait remarquer par une bénignité initiale singulière, aboutissent ensuite à des accidents des plus graves. Pour ma part, je n'y vois rien de bien extraordinaire, et je les considère très-simplement comme des syphilis qui, n'ayant subi à leur début, en raison même de leur bénignité apparente, qu'un traitement insuffisant, déterminent plus tard les mêmes accidents que peut déterminer toute syphilis non traitée.

En tout cas, de ce qui précède il se dégage pour nous, relativement à notre sujet actuel, une notion importante et précise, à savoir : que *la bénignité initiale d'une syphilis ne constitue pas un gage de sécurité pour le mariage, s'il ne s'y ajoute d'autres garanties, notamment celle d'un traitement suffisant.*

Après les syphilis bénignes, venons maintenant à l'étude des syphilis d'un genre précisément opposé.

Il est, ai-je dit, de *mauvaises syphilis* pour le mariage. Ces *mauvaises* syphilis — je conserve le mot et je l'explique — sont toutes celles qui, pour des raisons diverses, sont exposées plus que d'autres à devenir dangereuses dans le mariage.

Quelles sont-elles ?

Elles sont nombreuses et d'ordres divers. Je ne saurais les énumérer toutes, car on ne peut tout prévoir, et les cas particuliers sont multiples et variables à l'infini. Du moins vous citerai-je ici les principales, celles qu'il importe essentiellement de connaître, et cela pour s'en méfier, pour se tenir en garde contre elles dans la solution du problème dont nous poursuivons l'étude.

I. — Tout d'abord, mauvaises pour le mariage sont certaines syphilis qui, sans être graves, présentent une tendance insolite à la reproduction répétée, à la repullulation facile, réitérée, presque incessante, d'accidents variés de forme secondaire, notamment d'érosions des téguments muqueux. C'est ainsi que certains sujets restent exposés pendant plusieurs années consécutives, voire parfois en dépit du traitement le mieux suivi, à des lésions érosives se localisant surtout à la bouche, affectant plus rarement la muqueuse génitale. Ces lésions sont toujours superficielles, limitées, bénignes ; elles guérissent le plus facilement du monde, sous l'influence de la cautérisation aidée de quelques soins locaux, mais elles ne guérissent que pour se reproduire, pour se renouveler incessamment. Par elles-mêmes, elles n'offrent aucune importance; mais elles n'en sont que plus dangereuses pour cela au point de vue de la contagion.

Tel est, comme exemple, le cas d'un malade que je traite depuis longtemps.

Ce jeune homme a été affecté, il y a cinq ans, d'une syphilis qu'on serait en droit de qualifier de bénigne, puisqu'à la suite du chancre initial elle ne s'est jamais accusée que par une roséole, une syphilide palmaire de légère intensité, et des syphilides buccales. Il s'est soigné, presque dès le début et assez régulièrement. Plusieurs fois il a été soumis par moi à une mercurialisation intense (15 à 20 centigrammes de proto-iodure quotidiennement). Eh bien, en dépit de ce traitement, en dépit de tous mes efforts, ce malade (qui d'ailleurs est fumeur, circonstance essentielle à noter) n'a pas cessé *depuis cinq ans* d'être affecté de syphilides linguales *à répétitions presque subintrantes*. Je le guéris d'une poussée; un ou deux mois plus tard une poussée nouvelle envahit la langue. Alors nouveau traitement, nouvelle guérison; puis récidive rapide, et ainsi de suite. Bref, je le guéris toujours, et « c'est toujours à recommencer », suivant sa propre expression. De guerre lasse, il a renoncé complètement au tabac, sur mes vives instances. Les poussées sont alors devenues moins fréquentes, mais n'ont pas cessé pour cela. Et, dans ces derniers temps, je l'ai revu encore avec des syphilides couvrant presque toute la surface dorsale de la langue.

Or, que serait-il arrivé, si, confiant dans la bénignité d'ailleurs relative de cette syphilis et dans l'intensité du traitement suivi, j'avais laissé marier ce malade entre deux poussées de tels accidents? Ce qui serait arrivé, je n'ai pas à le préjuger théoriquement, car j'en ai eu la démonstration pratique. Ce jeune homme, l'année dernière, prit pour maîtresse une jeune femme jusqu'alors saine, exempte de tout accident vénérien. Quelques semaines plus tard il me l'amenait affectée d'un chancre induré labial, chancre manifestement dérivé par contagion des syphilides linguales de mon client.

II. — Mauvaises également, au point de vue du mariage, sont ces variétés nombreuses de syphilis qu'à des titres divers on peut qualifier de *graves* : graves, soit par la multiplicité et l'intensité de leurs accidents (syphilis maligne précoce, par exemple) ; — soit par la nature de leurs manifestations (ulcérations creuses, extensives, phagédéniques, menaçantes, etc.) ; — soit par leur tendance précoce à la forme viscérale ou, plus généralement, à des déterminations morbides qui ne se produisent d'habitude que dans un âge avancé de la diathèse ; — soit par la réaction qu'elles exercent sur la constitution, la nutrition, la santé (syphilis de forme asthénique, dépressive, dénutritive, etc.) ; — soit par leur caractère rebelle au traitement ; — soit enfin par telles ou telles autres particularités, variables à l'infini, mais présentant toutes cet attribut commun d'attester manifestement une intensité insolite, voire une malignité réelle, de la diathèse.

III. — Mauvaises encore, plus particulièrement, sont au même point de vue les syphilis qui font élection, pour leurs déterminations morbides, sur quelque organe de premier ordre, tel que l'œil, le cerveau, la moelle, etc.

Les syphilis à localisations oculaires, par exemple, sont très-souvent remarquables par leur opiniâtreté, par leur fixité, par leurs récidives après guérison, et, somme toute, par les troubles fonctionnels graves qu'elles laissent à leur suite. Nombre de fois déjà je les ai vues aboutir à la cécité complète, et cela en dépit des traitements les plus énergiques, en dépit de tous les efforts des plus savants ophthalmologistes.

Que dire aussi de la syphilis cérébrale ? Toute localisation de la diathèse vers l'encéphale comporte, pour le présent et pour l'avenir, un pronostic des plus sérieux. Assurément on peut guérir d'une syphilis cérébrale, même grave, même très-grave ; j'en ai cité des exemples. Mais d'abord comment en guérit-on ? Au prix d'un traitement des plus intenses, d'un traitement qui demande à être longtemps prolongé, à être repris au delà de la guérison maintes et maintes fois ; — et, de plus, au prix d'une hygiène spéciale, sur laquelle j'ai longuement insisté ailleurs et qui exige une observance de durée presque indéfinie (1). Puis, la guérison obtenue, reste le chapitre des récidives, et les récidives en l'espèce sont des plus communes en même temps que des plus graves. Tel malade qui a résisté à un premier assaut de la diathèse vers le cerveau, succombe à un second ou à un troisième. Les récidives même, en l'espèce, sont tellement habituelles qu'elles constituent presque *la*

(1) V. *Syphilis du cerveau*, p. 596 et suiv.

règle (1). De là, à tous égards comme au point de vue spécial que nous poursuivons dans cette étude, le pronostic particulièrement grave de toute manifestation cérébrale issue de la syphilis.

Aussi, consulté sur la possibilité d'un mariage par un sujet qui présente dans ses antécédents spécifiques tels ou tels symptômes de syphilis cérébrale, le médecin doit-il plus que jamais s'armer de prudence et de rigueur. A mon sens et d'après ce que j'ai vu, toute manifestation spécifique vers l'encéphale constitue presque une *interdiction* formelle pour le mariage, en raison des éventualités futures auxquelles elle laisse le malade exposé. Pour ma part, je détournerais énergiquement de tout projet conjugal un homme qui, même guéri, m'accuserait dans son passé des accidents non douteux d'encéphalopathie spécifique, tels que accès épileptiques, ictus apoplectiformes, hémiplégie, troubles intellectuels, etc. De tels antécédents sont, d'après moi, absolument INCOMPATIBLES avec le mariage. Je ne discuterais même pas l'hypothèse d'un mariage possible dans ces conditions.

Que si cependant la diathèse, tout en affectant bien positivement le cerveau, s'est limitée à des expressions plus superficielles, à des troubles fonctionnels plus légers, plus bénins, alors seulement je croirais pouvoir me départir d'une interdiction absolue. Mais alors aussi n'accorderais-je mon consentement qu'après mûre analyse du cas clinique et au prix de certaines conditions expresses, telles que les suivantes : si le malade est

(1) V. même ouvrage, p. 528 et suiv.

absolument guéri de tout trouble cérébral ; — s'il en est guéri depuis longtemps, c'est-à-dire au minimum depuis plusieurs années ; — si depuis lors aucun incident nouveau, quelque minime qu'il soit, ne s'est produit ; — si un traitement des plus énergiques a été poursuivi avec insistance au delà de la guérison ; — si une longue période d'immunité au delà de la suppression du traitement paraît attester une guérison complète, etc., etc.. — Et encore, je le confesse, même en dépit de ces garanties, ne serait-ce qu'avec une secrète appréhension — peut-être non motivée, je l'espère, — ne serait-ce qu'à contre-cœur et avec un véritable regret, que je laisserais, sous ma responsabilité propre, un malade affecté de tels antécédents s'engager dans le mariage.

A ce propos, Messieurs, peut-être direz-vous que je suis bien sévère. Mais, une fois pour toutes, je vous répondrai que c'est ici ou jamais le cas d'être sévère, alors qu'il s'agit : 1° d'un acte facultatif comme le mariage, auquel personne n'est astreint que par sa volonté propre et ses convenances particulières ; — 2° d'intérêts multiples et majeurs impliquant l'avenir de toute une famille. — En tout cas, je ne vous parle pas ainsi sans y être autorisé, en l'espèce, par de regrettables et douloureux exemples. Tels sont, entre beaucoup d'autres, les deux suivants, que je tiens à vous faire connaître.

Un jeune homme, syphilitique depuis neuf ans, n'ayant présenté que des accidents spécifiques légers et ne s'étant jamais traité que d'une façon très-insuffisante, éprouve subitement des phénomènes d'ordre cérébral. Un jour, à la chasse, il s'aperçoit qu'il ne peut plus porter son fusil de la main gauche ; son bras gauche, sans être paralysé complètement, est devenu tout à coup inerte, engourdi, « demi-mort ». Un traitement énergique (frictions mercurielles et iodure) intervient aussitôt et fait promptement justice de ces accidents. — L'année suivante, retour de symptômes du même genre : à plusieurs reprises, embarras subit de la langue, avec bredouillement, bégaiement, difficulté pour trouver et articuler les mots. Nouveau traitement de même genre ; tout disparaît. — Le malade m'écrit alors pour me consulter au sujet d'un mariage qu'on lui propose. Je lui conseille énergiquement de ne pas donner suite à de tels projets. Néanmoins, il passe outre et se marie. — Or, dix jours après son mariage, il est repris soudainement d'accidents cérébraux de la plus haute gravité : ictus apoplectiforme, hémiplégie, amnésie complète, troubles intellectuels, etc... En dépit du traitement, tous ces phénomènes persistent, puis s'aggravent. Dépression intellectuelle progressive, affaissement général, et mort dans la démence six mois plus tard.

Second cas, presque identique au précédent : Un jeune homme, syphilitique depuis 63, est pris en 70 d'accès violents de céphalée, avec paralysie incomplète de la troisième paire (strabisme externe, mydriase, diplopie). Je le traite, et j'ai le bonheur de le guérir rapidement. A ce moment, il quitte Paris, et je le perds absolument de vue. En province, il se marie, contrairement à l'opinion d'un de mes anciens élèves consulté à ce sujet. Quelques années plus tard, en 1875, je suis de nouveau mandé près de lui, et je le trouve dans une situation des plus lamentables : hémiplégie gauche, amnésie, troubles psychiques, hébétude, etc.. Un vigoureux traitement est alors institué et poursuivi longtemps. Le malade est sauvé quant à la vie, mais reste débile du bras gauche et déprimé intellectuellement. Désormais incapable de gérer ses affaires, il a dû liquider son fonds de commerce, non sans de grandes pertes matérielles ; de sorte qu'avec une femme et deux enfants à sa charge il végète aujourd'hui dans une situation des plus tristes, presque voisine de la misère.

Ce que je viens de dire des affections de l'œil et du cerveau en tant que contre-indications au mariage, je pourrais le répéter textuellement à propos des lésions spécifiques de la moelle, qui, elles aussi, sont particulièrement remarquables par leur opiniâtreté, leurs recrudescences, leurs récidives, qui, elles aussi, aboutissent fréquemment aux infirmités les plus graves. Pour vous en convaincre, rappelez-vous ce malheureux malade actuellement couché au lit n° 27 de la salle Saint-Louis. Affecté à trois reprises de symptômes paraplégiques qui se reliaient de toute évidence à une ancienne syphilis, il était parvenu trois fois à se tirer d'affaire, grâce à un traitement énergique qui lui fut prescrit tour à tour par M. Vidal, par M. A. Guérin et par moi. Une quatrième fois les mêmes accidents se sont encore renouvelés l'année dernière, mais avec une intensité supérieure ; si bien qu'en dépit d'une médication des plus intenses, malgré tout ce que j'ai pu faire, le malade se trouve aujourd'hui dans une situation presque absolument désespérée, voire sous la menace d'une terminaison fatale qui ne saurait tarder.

Après les divers exemples que je viens de citer, il serait inutile, je crois, de poursuivre cette énumération. Ce qui précède doit suffire amplement à la démonstration que je me propose d'établir, à savoir : qu'un certain ordre de syphilis et même un certain ordre de symptômes syphilitiques sont de nature à rendre le médecin très-circonspect et très-rigoureux dans le verdict qu'il est appelé à rendre sur l'aptitude au mariage.

Un des éléments essentiels d'un tel verdict réside, comme nous venons de le démontrer, dans l'appréciation du *pronostic intrinsèque de chaque cas particulier*, dans la détermination exacte — du moins aussi exacte, aussi précise qu'il nous est permis de l'établir — de la *qualité* de la syphilis dont a été affecté le malade qui vient requérir notre avis et soumettre ses destinées à notre jugement.

C'est donc affaire à l'homme de l'art, en pareille circonstance, de s'éclairer d'une façon aussi complète que possible sur les antécédents de son malade et sur la nature des accidents qu'il a présentés. C'est affaire à lui de dresser par un inventaire attentif et minutieux ce que j'appellerai le *bilan pathologique* de son client, de juger la qualité de la diathèse qu'il a sous les yeux ; puis, finalement, cette analyse faite, d'apprécier médicalement s'il y a lieu de considérer ladite diathèse comme dangereuse ou non pour le mariage.

En l'espèce, pas de règles générales à poser. Car tout dépend ici du cas individuel et des circonstances particulières qui s'y rattachent; et tout reste soumis à la science, au tact, à l'expérience du médecin.

C'est là le côté véritablement clinique du problème, et je n'ai pas à dire l'importance considérable qui s'y rattache.

V

Cinquième condition : TRAITEMENT SPÉCIFIQUE SUFFISANT.

Traitement suffisamment prolongé, traitement suffisamment préservateur, telle est la cinquième et dernière condition de notre programme. Et celle-ci, à coup sûr, en est la condition majeure par excellence. Car, en somme, dans le problème que nous étudions, tout converge, tout revient à ceci : un malade syphilitique aspirant au mariage est-il ou n'est-il pas assez bien *guéri* de sa diathèse pour n'être plus dangereux dans le mariage? A ce point que la question de l'admissibilité au mariage d'un sujet syphilitique est presque l'équivalente de celle-ci : la guérison ou la non-guérison de ce malade.

Nous n'aurons que faire en conséquence de longs développements pour démontrer ce qui n'est plus à démontrer, ce qui est accepté de tous aujourd'hui, à savoir :

Que c'est le traitement dit spécifique qui, d'une façon

générale, amoindrit et conjure les dangers de la syphilis.

D'où ce corollaire tout naturel, en ce qui concerne notre sujet : c'est le traitement spécifique qui amoindrit et conjure les dangers de la syphilis relativement au mariage ; c'est lui qui confère la garantie la plus valable, la plus sérieuse, par rapport à l'aptitude au mariage d'un sujet anciennement affecté de syphilis.

Cette proposition va trouver ses preuves dans les diverses considérations suivantes.

I. — D'abord, de toute évidence, c'est le traitement spécifique qui constitue la meilleure sauvegarde, la plus sûre garantie contre les risques *personnels* qu'apporte l'époux dans la communauté du mariage.

Pour s'en convaincre, il suffit de comparer dans une période avancée de leur évolution les syphilis traitées et les syphilis non traitées (1). Réserve faite pour quelques cas exceptionnels qui déjouent les efforts de la thérapeutique, on peut dire que les syphilis traitées (j'entends traitées avec méthode, énergie et persévérance) n'ont pas de période tertiaire. Au delà d'un nombre variable de poussées initiales, elles ne produisent plus rien ; elles deviennent et restent silencieuses, et le malade, désormais exempt d'accidents, semble rentré dans les conditions de santé communes. Tout au contraire les syphilis

(1) Voir à ce sujet, dans mes *Leçons sur la syphilis chez la femme* un long chapitre consacré au parallèle des syphilis traitées et des syphilis non traitées. Je crois avoir démontré là — après tant d'autres, il est vrai — les bénéfices inestimables d'un traitement sérieux, non moins que les conséquences *désastreuses* du système de l'expectation apliquée à la vérole (p. 1052 et suiv.).

non traitées ou insuffisamment traitées aboutissent d'une façon constante, fatale, à des lésions tertiaires graves dans une phase plus ou moins avancée. La période tertiaire est l'échéance où le syphilitique indifférent, négligent, paie à la maladie sa plus forte dette, et la vérole, comme l'a dit M. Ricord, est une créancière impitoyable qui ne fait grâce à personne. Que d'exemples du genre n'avez-vous pas ici sous les yeux ! Que de lésions tertiaires dans nos salles ! Et presque toutes consécutives à des syphilis légèrement traitées à leur origine ou même (ce qui n'est pas rare) absolument vierges de tout traitement.

Mais passons sur ce point, qui, je le répète, est accepté de tous actuellement, à de très-rares et inexplicables exceptions près.

II. — Il n'est pas moins manifeste que le traitement spécifique diminue et supprime les chances de *contagion* dans le mariage.

Et, en effet, les malades soumis à un traitement sérieux acquièrent assez vite l'immunité, sinon toujours, au moins dans l'énorme majorité des cas. Voyez comment procèdent les choses dans la pratique courante. Un malade nous arrive en pleine période secondaire et nous le soumettons au traitement usuel. Qu'arrive-t-il, et cela dix-neuf fois sur vingt pour le moins ? C'est, d'abord, que ce malade reste sujet dans le cours des premiers mois, voire parfois de la première année, à des poussées secondaires plus ou moins nombreuses, plus ou moins intenses, suivant la qualité de la diathèse, mais généralement atténuées et amoindries par le traitement. Puis au delà, dès la seconde année environ, ces poussées vont décroissant ; elles se bornent à quelques manifestations isolées et bénignes, par exemple à quelques érosions buccales. Puis encore, ultérieurement, le calme s'accentue davantage ; il devient complet avec la troisième, au plus tard avec la quatrième année. Dès lors, c'en est fait de la période secondaire ; et c'en est fait, avec elle, des accidents contagieux qu'elle comporte et qui en constituent le danger principal relativement au mariage. — Telle est la règle.

Que cette règle souffre des exceptions, je ne le sais que trop, et j'en ai donné des exemples précédemment (1). Mais toujours est-il que ces exceptions sont rares ; et, de plus, elles rentrent précisément dans cet ordre de cas que je vous ai présentés comme constituant des contre-indications au mariage.

III. — De même, enfin, c'est le traitement spécifique qui diminue et supprime les risques *héréditaires* de la syphilis.

Cela, d'abord, est surabondamment démontré pour l'influence héréditaire paternelle. Rappelez-vous, comme exemples, ces cas si probants dont je vous ai déjà entretenus précédemment et qui se résument en ceci :

Une femme saine avorte plusieurs fois de suite, sans cause, sans raison. On s'inquiète, on recherche le pourquoi de ces fausses couches successives, et l'on ne trouve d'autre explication possible que la syphilis du mari. Empiriquement, le mari est alors soumis à un

(1) V. p. 122.

traitement spécifique sérieux. Nouvelles grossesses, et celles-ci se terminent toutes heureusement, c'est-à-dire amènent à terme des enfants bien portants. — Quoi de plus démonstratif ?

Eh bien, cette action du traitement n'est pas moins évidente en ce qui concerne soit l'hérédité maternelle, soit l'hérédité mixte des deux conjoints. Et ici vous me pardonnerez une courte digression qui, pour nous écarter un instant de notre sujet actuel, retrouvera bientôt son application.

Le traitement, dis-je, corrige également l'*hérédité maternelle*. A preuve ces innombrables cas dans lesquels on a vu des femmes syphilitiques commencer par faire plusieurs fausses couches ou par engendrer des enfants syphilitiques, puis, après avoir été soumises à une médication spécifique, amener à terme des envants vivants et sains. Les observations de ce genre sont tellement nombreuses, tellement banales, qu'en vérité je crois inutile de nous attarder ici par des citations particulières (1).

Quelquefois encore l'influence du traitement sur l'hérédité maternelle se traduit d'une façon plus saisissante, en raison des singularités de certains cas particuliers. Telle est, comme exemple, l'observation suivante : Une femme reçoit la syphilis d'un premier mari et ne se

(1) Exemple : « Une femme contracte la syphilis, et depuis lors fait *huit* fausses couches, sans pouvoir amener un enfant à terme. Elle se soumet à un traitement mercuriel prolongé, devient de nouveau enceinte et accouche d'un enfant à terme, bien portant, lequel est aujourd'hui âgé de cinq ans et n'a jamais eu la moindre trace de syphilis. (Notta, mémoire cité.)

traite que d'une façon très-éphémère. Veuve, elle se remarie à un homme sain, et conçoit de cet homme plusieurs enfants qui ou bien meurent in utero, ou bien naissent avec la syphilis. Elle se traite alors, et, après traitement, n'engendre plus que des enfants sains.

En troisième lieu, l'influence du traitement sur l'*hérédité mixte* trouve plus souvent encore l'occasion de s'affirmer en pratique.

Très-communément on rencontre des faits se résumant en ceci : Deux époux syphilitiques commencent par engendrer une série d'enfants qui, tous, ou bien meurent avant de naître ou naissent syphilitiques. Ils se traitent alors. Consécutivement ils procréent d'autres enfants qui viennent à terme, vivants et sains.

Il n'est même pas très-rare qu'on puisse suivre, dans une série de grossesses consécutives, l'influence progressive du traitement. Chaque grossesse alors marque un acheminement vers la guérison. J'ai recueilli plusieurs faits de ce genre, entre autres le suivant :

Un jeune homme se marie, en dépit d'une syphilis encore récente, très-négligemment traitée. Sa femme, contagionnée presque aussitôt, avorte quelques mois plus tard. Les deux époux commencent alors à se traiter sérieusement. Succèdent quatre grossesses, très-rapprochées les unes des autres, qui se terminent comme il suit :

1° Accouchement avant terme ; enfant mort-né ;

2° Accouchement à terme ; enfant syphilitique, mourant quelques jours après ;

3° Accouchement à terme ; enfant syphilitique, mais survivant ;

4° Accouchement à terme, enfant sain.

Mais il y a plus, et ici doit trouver place un double fait qui n'a pas encore été, ce me semble, suffisamment remarqué :

1° Il n'est pas nécessaire, pour que des parents syphilitiques engendrent des enfants sains, que la diathèse soit anéantie chez ces dits parents. En d'autres termes et plus clairement, il peut se faire que des enfants issus de parents syphilitiques naissent sains, *bien que leurs parents soient encore sous le coup de la diathèse*, ce dont témoigne l'apparition d'accidents spécifiques sur ces derniers postérieurement à la naissance de leurs enfants.

Cela, d'abord, est incontestable en ce qui concerne le père, ainsi que nous l'avons établi précédemment (1).

Cela, de plus, est également démontré relativement à la mère. Comme exemple, voyez une de nos malades actuelles de la salle Saint-Thomas (lit n° 31). Cette femme est entrée dans le service affectée d'une glossite scléro-gommeuse, dont l'origine remonte à trois ou quatre mois. Or, son dernier enfant, âgé de quatorze mois, n'a jamais présenté le moindre accident suspect; c'est un très-bel enfant, absolument sain, comme vous avez pu et pourrez encore vous en convaincre de visu.

De même, une jeune dame de mes clientes, devenue syphilitique au contact d'un mari syphilitique, a eu deux enfants absolument sains, bien qu'à la suite de chacun de ses accouchements elle ait été affectée d'une pous-

(1) V. page 40 et pièces justificatives, note 1.

sée assez intense de syphilide psoriasiforme (1).

2° Il peut suffire, pour qu'un enfant naisse sain de parents syphilitiques, qu'au moment de la procréation les parents se trouvent soumis à l'influence mercurielle.

Quelque singulier, quelque paradoxal, quelque inexplicable surtout que paraisse un tel fait au premier abord, il semble ressortir d'une façon évidente d'un certain nombre d'observations bien authentiques. Tel est, par exemple, un cas relaté par Turhmann (de Schœnfeld) se résumant en ceci :

Une femme syphilitique commence par avoir sept grossesses, pendant lesquelles elle ne se traite pas. Sept fois elle accouche d'enfants syphilitiques qui ne tardent pas à mourir.

Devenue enceinte une huitième et une neuvième fois, elle se traite pendant le cours de ces deux grossesses. Chaque fois, elle accouche d'un enfant *sain*, bien portant.

(1) Voici le sommaire de ce cas curieux.

X..., 22 ans, constitution vigoureuse. Mariée à 20 ans avec un homme affecté d'une syphilis récente. — Première grossesse en 68. — Accidents secondaires vers le cinquième mois (syphilide érythémato-papuleuse, syphilides buccales et vulvaires, alopécie, adénopathies cervicales). — Traitement énergique par le mercure. — Accouchement à terme. — Enfant sain, bien portant jusqu'à ce jour.

Deux mois après l'accouchement, syphilide psoriasiforme, cerclée, occupant la face latérale du pied gauche. — Ecthyma de la jambe gauche. — Traitement mercuriel et iodure de potassium.

Deuxième grossesse en 72. — Accouchement à terme. — Enfant sain, bien portant jusqu'à ce jour.

Trois mois après l'accouchement, syphilide papulo-squameuse, psoriasiforme, circinée, constituant un anneau de grand diamètre sur la face dorsale du pied gauche. — Reprise du traitement. — Guérison des accidents.

Survient une dixième grossesse. Cette fois, la malade ne se traite pas. Elle accouche d'un enfant *syphilitique*, qui meurt à six mois.

Finalement, une onzième grossesse, dans le cours de laquelle intervient le traitement, amène un enfant *sain* (1).

Ce fait aurait été inventé de toutes pièces, imaginé théoriquement pour les besoins de la cause, qu'en vérité il ne serait pas plus probant.

Pour ma part, j'ai déjà dans mes notes quelques observations de même genre relatives à des parents syphilitiques qui ont engendré tour à tour des enfants sains à l'époque où ils s'étaient préalablement soumis à un traitement spécifique, et des enfants syphilitiques dans une période où ils ne se traitaient plus (2).

(1) V. *Gazette médicale*, 24 juin 1843.

(2) Le même fait a été également remarqué par M. Kassowitz (*Die Vererbung der syphilis*, Vienne, 1876).

Au nombre des observations témoignant en ce sens, je citerai la suivante, qui est entourée de toutes les garanties possibles d'authenticité.

Un jeune ouvrier se marie, dans la troisième année d'une syphilis assez vigoureusement traitée. Sa femme devient enceinte après quelques mois et commence à présenter des symptômes de syphilis secondaire vers la fin de la première moitié de la grossesse (roséole, névralgies, syphilides muqueuses, alopécie, etc.). Elle est soumise à un traitement assez intense et accouche à terme. L'enfant naît syphilitique et meurt dans la consomption à l'âge d'un mois.

La jeune femme continue à être traitée et devient enceinte cinq mois plus tard. Elle accouche d'un bel enfant, lequel, très-minutieusement observé, reste exempt de tout phénomène suspect et est aujourd'hui très-bien portant.

Rassuré sur l'état de cette femme par le fait même de cette naissance d'un enfant sain, son médecin ne la traite plus. Elle devient enceinte un an plus tard, et avorte.

Nouvelle grossesse, à quelques mois de distance. — Nouvel avortement.

Deux ans plus tard, cinquième grossesse. — Naissance à terme de deux enfants jumeaux, tous deux syphilitiques.

Il semblerait donc d'après cela qu'une influence *même provisoire* du traitement peut suffire pour conjurer *provisoirement* les effets de l'hérédité syphilitique. Telle serait du moins la conclusion à déduire des cas précédents.

Mais je n'aurai garde de vous donner ce dernier fait comme absolument démontré. Plus prudemment, je me borne à vous le livrer comme un fait à l'étude, très-curieux assurément, déjà rendu probable par quelques observations paraissant bien authentiques, mais encore dépourvu d'un nombre de garanties suffisantes pour lui assurer droit de cité dans la science.

Toutes les considérations qui précèdent concourent de diverses façons à établir l'influence modificatrice, corrective, dépurative, qu'exerce le traitement sur la diathèse. Et la conclusion naturelle qui découle de tout cela, en ce qui nous concerne spécialement, c'est que :

La condition essentielle, capitale, à remplir pour tout sujet syphilitique aspirant au mariage réside dans un traitement spécifique sérieux, dans un traitement suffisant à conférer une immunité complète relativement

A supposer même que, dans ce cas, l'influence du traitement prête matière à contestation, il ne reste pas moins acquis, de par cette observation et d'autres semblables, qu'*une femme syphilitique peut engendrer alternativement des enfants syphilitiques et des enfants sains.* Cela est un fait brutal qui s'impose, si étrange d'ailleurs, si paradoxal qu'il paraisse. Reste à en trouver l'explication; mais ce n'est que sur l'explication, et non sur le fait en lui-même, que peuvent porter actuellement les dissidences.

aux dangers multiples et divers qu'importe la syphilis dans le mariage.

Pour qu'un malade syphilitique ait le droit moral de devenir époux, père et soutien de famille, il faut, il est indispensable que, grâce à un traitement suffisamment protecteur, il ait cessé d'être dangereux pour sa femme, pour ses enfants et pour lui-même.

Mais quel est donc ce traitement « *suffisant, suffisamment protecteur* », auquel nous revenons sans cesse comme à notre meilleure sauvegarde?

Cela, Messieurs, je vous l'ai longuement exposé dans une série de conférences antérieures, en vous traçant en détail les règles du traitement de la syphilis, telles du moins que je les comprends pour ma part, telles qu'elles m'ont été enseignées à moi-même et par mes maîtres et par mon expérience personnelle (1). Je n'ai donc actuellement qu'à vous renvoyer à ces conférences, dont une partie d'ailleurs a été déjà livrée à la publicité et que vous pourrez consulter à loisir.

D'une façon très-sommaire, je me bornerai seulement aujourd'hui à vous rappeler qu'un traitement digne d'être qualifié en l'espèce de « suffisant » est celui :

1° Qui a pour base l'administration de ces deux grands remèdes qu'avec juste raison on appelle communément les « spécifiques de la vérole », à savoir le *mercure* et l'*iodure de potassium ;*

2° Qui a pour base l'administration de ces deux remèdes *à doses véritablement actives et curatives*, très-

(1) *Du traitement de la syphilis.* Conférences faites à l'hôpital Saint-Louis (Sous presse).

différentes des doses insuffisantes, timides, indifférentes, presque inertes même, dirai-je, auxquelles on se contente par routine traditionnelle de les prescrire le plus souvent;

3° Qui est ordonnancé, régi suivant une certaine méthode, laquelle a pour visée et pour résultat de conserver aux remèdes, en dépit de leur administration prolongée, leur intensité d'action primitive (méthode dite des *traitements successifs* ou *intermittents*); (1)

4° Qui, dans ces conditions, est poursuivi avec rigueur pendant *plusieurs années* consécutives, au minimum pendant *trois* ou *quatre* ans.

J'insiste spécialement sur ce dernier point, et je dis :

A maladie chronique, en effet, *il faut traitement chronique;* telle est la loi générale, absolue. Longue, très-longue doit être la médication, si l'on ne se contente pas de lui demander seulement un effet actuel, si l'on veut en obtenir une action d'ensemble et d'avenir. De par l'expérience il est faux, absolument faux, qu'on en ait « fini avec la vérole » après un traitement de quel-

(1) V. mes *Leçons sur la syphilis étudiée plus particulièrement chez la femme*, Paris, 1873, p. 1087 et suiv.

Un fait dont l'expérience m'a absolument convaincu, c'est que le mercure et l'iodure de potassium, administrés longtemps d'une *façon continue*, perdent singulièrement de leur efficacité. Pour ces deux remèdes, comme pour tant d'autres d'ailleurs, la continuité d'usage crée une *accoutumance* qui affaiblit, amoindrit et finit par annuler les effets thérapeutiques. Aussi me suis-je efforcé de combiner pour mes malades une méthode de traitement qui ait pour résultat de conserver au mercure et à l'iodure, pendant toute la durée de la médication, l'intensité d'action thérapeutique qui leur est propre. Cette méthode, je l'ai longuement exposée dans mes cours, sous le nom de *Méthode des traitements successifs ou intermittents*. Je crois être autorisé à dire qu'elle m'a rendu en pratique de réels services, et je la recommande à l'attention de mes confrères.

ques mois, d'une année, de deux années même (limite extrême qu'on ne dépasse guère communément). Les traitements de ce genre ne fournissent rien de plus qu'une immunité *provisoire*, qu'un silence passager de la diathèse, et laissent subsister la diathèse avec tous ses dangers futurs, avec l'imminence fatale d'accidents tertiaires à longue portée. Les traitements de ce genre, je puis le dire, sont condamnés aujourd'hui par leurs nombreux et déplorables résultats. Il serait bien temps, en vérité, de renoncer une fois pour toutes à ces médications *écourtées*, et de rapprocher la vérole au point de vue thérapeutique de ces maladies constitutionnelles, telles que la scrofule, la goutte, l'impaludisme, etc., qui, de l'avis commun, ne sont curables que par un traitement de longue haleine, que par une série de cures successives, que par l'intervention itérative, presque chronique, des remèdes propres à les combattre.

Pour ma part, je crois être autorisé à dire, d'après ce que j'ai vu jusqu'à ce jour, qu'*en aucun cas* la durée d'un traitement antisyphilitique ne peut être abaissée au-dessous de trois à quatre ans, à quelque forme de la maladie qu'on ait affaire et si bénigne même que se soit annoncée la diathèse originairement. Trois à quatre ans méthodiquement consacrés à une médication énergique, tel est le *minimum* nécessaire, d'après moi, je ne dirai pas à guérir la vérole, mais à conjurer ses manifestations dangereuses pour le présent et l'avenir.

Encore est-il prudent que, au delà de ce terme, le malade se soumette de temps à autre — tous les deux ou trois ans, par exemple — à une nouvelle cure iodurée, de façon à tenir incessamment la diathèse en bride, si je puis ainsi parler, et à conserver le terrain conquis.

Combiné avec le temps, le traitement spécifique de la diathèse constitue à coup sûr la *meilleure garantie* en faveur du sujet syphilitique qui aspire au mariage.

Le temps, d'une part, et le traitement, d'autre part, voilà, sans contradiction possible, les deux grands correctifs de la vérole ; voilà les deux conditions majeures à exiger de tout malade syphilitique avant de lui ouvrir les portes du mariage.

VI

Je ne saurais quitter ce chapitre du traitement sans y annexer encore quelques mots relativement à une pratique d'un usage très-répandu et considérée dans le public comme un critérium infaillible de la guérison ou de la non-guérison de la syphilis.

Une croyance populaire, vous le savez, attribue aux Eaux minérales sulfureuses la propriété singulière de déceler, de « faire sortir » la vérole chez les sujets syphilitiques non encore guéris de leur maladie.

Aussi, dans cette opinion, quantité de malades s'acheminent-ils chaque année vers telle ou telle station sulfureuse, soit de leur propre inspiration, soit sur le conseil de leurs médecins. Et là, ils prennent religieusement les eaux pendant les vingt-un jours traditionnels, attendant non sans anxiété le résultat de leur cure. D'après eux, « s'ils ont encore quelque chose dans le sang, les eaux le feront sortir, tandis que, s'ils n'ont plus rien, s'ils sont guéris, rien ne sortira ». Dans la première alternative, l'apparition à la peau de nouveaux symptômes syphilitiques sera l'indice d'un nouveau traitement à subir; et, dans la seconde, l'absence de manifestations extérieures constituera un gage de guérison.

Or, ce « *jugement des eaux* » a été appliqué (et il ne pouvait manquer de l'être) à la grave question du mariage. Vous trouverez cette opinion répandue chez nombre de vos clients qu'avant de songer à prendre femme tout sujet syphilitique a le devoir d'aller faire un pèlerinage à quelque station sulfureuse, afin de savoir à quoi s'en tenir sur son état spécifique en général et son aptitude matrimoniale en particulier.

Eh bien, — ai-je besoin de le dire? — cette prétendue *action révélatrice* des thermes sulfureux est bien loin d'être ce qu'on la suppose bénévolement. Il s'en faut, et de beaucoup, qu'elle « *dévoile l'inconnu* », suivant l'expression consacrée, et qu'elle nous fournisse de la sorte un critérium de guérison ou de non-guérison de la syphilis (1).

Sans nul doute, les eaux sulfureuses peuvent bien en quelques cas déterminer des éruptions spécifiques chez les sujets en puissance de syphilis. Et il serait difficile qu'il en fût autrement, vu l'action excitante, irritante,

(1) V. Péry, *Du rôle des eaux minérales sulfureuses dans le traitement des maladies vénériennes*, Bordeaux, 1868. — Ce travail contient un historique très-complet de la question.

qu'elles exercent sur la peau, alors surtout qu'on en fait un usage quotidien sous forme de bains, de piscines, de douches, d'étuves, etc., comme dans la plupart de nos stations balnéaires. Tous les médecins d'eaux ont observé et cité des cas de ce genre, et j'en pourrais moi-même relater quelques exemples.

Mais cette action des eaux, il faut bien le savoir, n'a *rien de constant ;* et de cela voici la preuve.

D'abord, chaque année, quantité de malades syphilitiques sont envoyés aux stations sulfureuses pour divers motifs, alors même qu'on les suppose aussi peu guéris que possible ; ils y sont envoyés, par exemple, pour s'y réconforter, pour « s'y refaire et de leur maladie et de leur traitement ». Or, nous les voyons revenir presque tous de telle ou telle de ces stations thermales sans y avoir éprouvé la moindre manifestation nouvelle à la peau, sans avoir ressenti le moindre réveil cutané de la diathèse.

D'autre part, nous avons maintenant l'expérience de ces cures dites *révélatrices*, et nous savons ce qu'elles valent. J'ai dans mes notes des centaines d'observations du genre, relatives à des malades qui, ayant fait une, deux, trois et jusqu'à six cures d'eaux sulfureuses, n'ont rien vu se produire sur eux, et qui plus tard, à échéances très variées, ont subi divers assauts de la diathèse, voire des plus graves. Ces jours derniers, par exemple, j'ai été appelé à traiter un homme encore jeune, présentant des symptômes indubitables de syphilis cérébrale. Or, ce malade, lui aussi comme tant d'autres, était allé à Luchon avant son mariage et à propos de son mariage. Il y avait même fait trois saisons, et rien ne s'était manifesté sur lui. D'après cette assurance, on avait cru pouvoir le laisser se marier sans appréhension. L'événement a montré la justesse du pronostic.

Et de même pour tant et tant d'autres cas que j'aurais à citer (1), et dont chaque médecin pourrait grossir la liste.

Donc, l'action révélatrice des eaux sulfureuses ne constitue en rien un *critérium* sur lequel il soit permis de compter. Ce jugement des eaux est une légende à abandonner comme tant d'autres. Il est faux, absolument faux, que les eaux sulfureuses « dégagent » la vérole de l'organisme à la façon d'un réactif qui dégage un corps d'une combinaison chimique. Et, cliniquement, nous n'avons aucune garantie sérieuse à attendre d'une cure thermale pour déterminer l'état de guérison ou de non-guérison de nos malades en vue du mariage, voilà le fait.

(1) Les deux observations suivantes pourront servir à fixer les convictions.

Obs. I. — X... Syphilis en 1861. Chancre induré, suivi de divers accidents secondaires. — Traitement mercuriel pendant quelques mois.

De 1862 à 1874, *six saisons* à Luchon. — *Nulle action « révélatrice ».*

En 1876, syphilide tuberculo-ulcéreuse de la nuque, à forme phagédénique. — Traitement spécifique. — Guérison.

Obs. II. — X... Syphilis en 1856. — Chancre induré de la lèvre, suivi d'accidents secondaires. — Traitement de six mois par le mercure et l'iodure de potassium.

En 1858 et 1862, syphilide ecthymateuse. — Traitement spécifique. — Guérison.

Sept saisons à Luchon (1862 à 1872), les deux premières associées à un traitement spécifique, les autres dirigées en vue de provoquer l'action révélatrice. — Aucun accident à la suite de ces diverses saisons thermales.

En 1874, gomme palatine ; perforation du voile.

Pour une fois où cette action révélatrice pourra se produire, elle fera défaut vingt fois, cinquante fois peut-être. Quelle sécurité pourrait fournir un procédé aussi sujet à défaillance? Que penserait-on en chimie, par exemple, d'un réactif qui, dix-neuf fois sur vingt, ne mettrait pas en évidence le corps spécial qu'il a la prétention de révéler?

Et qu'on ne m'accuse pas de faire ici la guerre de parti pris aux eaux sulfureuses. L'accusation tomberait à faux, car je suis un « croyant » des eaux sulfureuses, car je les prescris fréquemment, très fréquemment, dans le cours de la syphilis, et j'envoie chaque année de nombreux malades à nos stations des Alpes et des Pyrénées. Mais je crois à ces eaux et je les prescris pour d'autres mobiles que celui d'une prétendue faculté révélatrice. Je crois à leur utilité comme agents toniques, reconstituants, surtout dans les cas de syphilis à forme asthénique ou de syphilis se compliquant de lymphatisme, de scrofule; je crois aussi qu'elles peuvent rendre d'incontestables services en facilitant la tolérance de fortes cures mercurielles, dans les cas où il y a lieu de demander au mercure toute l'intensité d'action dont il est capable, etc. Je ne conteste même pas qu'elles ne puissent quelquefois venir en aide au diagnostic, en déterminant sur nos malades des manifestations cutanées qui, sans elles, ne se seraient pas produites. Ce que je conteste seulement, ce que je repousse énergiquement comme une erreur dangereuse, c'est la *faculté d'arbitrage* qu'on leur accorde dans des questions aussi graves que celle-ci : la guérison ou la non-guérison de la vérole, l'aptitude ou la non-aptitude d'un sujet syphilitique au mariage (1).

VII

Je viens de passer en revue devant vous, Messieurs, les diverses conditions auxquelles, à mon sens, un

(1) Je suis heureux de me trouver sur ce point en parfait accord avec plusieurs de nos confrères qui ont une expérience spéciale de la question.

C'est ainsi, par exemple, que le Dr Doyon, médecin de l'importante station d'Uriage, se refuse à croire qu'on puisse se servir de la médication sulfureuse comme d'une « pierre de touche », pour savoir d'une façon certaine si un sujet affecté de syphilis est ou n'est pas guéri. « Les eaux sulfureuses, dit-il, celles d'Uriage comme les autres, *n'ont pas d'action révélatrice certaine*. Il est impossible de leur attribuer le pouvoir de révéler une syphilis latente par la provocation d'exanthèmes cutanés. Ce qui est vrai, seulement, c'est que parfois, assez souvent même, elles déterminent des éruptions chez les sujets incomplètement traités. Ce qui est vrai, encore, c'est qu'un malade n'ayant éprouvé aucun effet révélateur d'une ou de plusieurs saisons un peu vivement menées restera vraisemblablement indemne de tout symptôme syphilitique pour un certain laps de temps. Mais dans tout cela il n'y a, il ne saurait y avoir que des éléments de sécurité *relative*. Et, en somme, nous ne sommes pas autorisés à considérer comme guéri un sujet syphilitique par ce fait qu'une ou plusieurs saisons thermales n'auront déterminé sur lui aucun symptôme cutané, etc... » (*Note manuscrite.*)

M. le Dr Vidal, médecin-inspecteur des eaux d'Aix (en Savoie), n'est pas moins explicite sur le point particulier qui nous occupe. « Je ne crois plus, me disait ce savant confrère dans une conversation que j'ai eu l'honneur d'avoir récemment avec lui, je ne crois plus à la prétendue action révélatrice des eaux sulfureuses par rapport à la syphilis. Nos eaux n'ont pas le pouvoir, bien malheureusement, de forcer la main à la syphilis pour l'obliger à se révéler par des explosions morbides vers la surface cutanée. Elles ne font au plus qu'aider,

sujet syphilitique est obligé de satisfaire pour avoir le droit d'aspirer au mariage.

De ce qui précède vous avez déjà déduit les conclusions naturelles :

1° A tout sujet ne remplissant pas les conditions — *toutes* les conditions — de ce programme, je crois que le médecin doit formellement et énergiquement *interdire* le mariage ;

2° A tout sujet satisfaisant pleinement, intégralement, à toutes ces conditions, je crois que le médecin peut *permettre* le mariage (1).

favoriser, exciter les manifestations cutanées que détermine spontanément la diathèse.

« Ce ne sont pas nos eaux qui développeront jamais un exanthème syphilitique, s'il n'est pas dans le vœu de la diathèse que cet exanthème se produise. Mais si cet exanthème a tendance spontanément à se produire, nos eaux lui donneront alors un véritable coup de fouet; elles le stimuleront, elles l'exciteront, elles lui communiqueront une intensité de développement que sans elles il n'aurait pas atteinte. Aussi, sommes-nous forcés quelquefois de congédier certains malades syphilitiques chez lesquels l'action thermale produit des effets de ce genre et exagère certainement l'influence propre de la diathèse. »

Telle est exactement ma manière de voir.

(1) Je crois superflu de parler ici des recommandations diverses dont le médecin accompagnera son acquiescement au mariage et qui ressortent tout naturellement des données précédentes.

De ces recommandations, la principale, la plus indispensable, sera celle qui a trait à la surveillance assidue, minutieuse, que le futur mari devra exercer sur sa personne, de façon à ne rien laisser passer inaperçu de ce que pourrait susciter un retour offensif de la diathèse. Il est très essentiel que nos clients soient avertis, convaincus par nous des dangers possibles de toute lésion venant à se manifester sur eux, si minime d'ailleurs et si insignifiante qu'elle puisse leur paraître. Il est très essentiel qu'ils reçoivent de nous l'injonction formelle de s'abstenir de tout rapport, de tout contact, au cas où ils seraient affectés d'une lésion quelconque, soit aux organes génitaux, soit à la bouche, à la gorge, etc. — Que de fois n'ai-je pas entendu tel ou tel malade qui avait eu le malheur de contagionner sa femme se plaindre

Cela, en effet, n'est que la déduction forcée des prémisses que nous avons établies. Cela en est l'application pure et simple.

VIII

Toutefois, après vous avoir tracé et défini ce programme d'admissibilité au mariage, tel que je le comprends, je voudrais le faire suivre de quelques réflexions, de quelques commentaires qui me paraissent indispensables.

D'abord, ne prenez ce programme que pour ce qu'il est, pour ce qu'il vaut. Ce n'est pas là un programme convenu, discuté, accepté par la science contemporaine. C'est là purement et simplement le résultat condensé de mon observation personnelle, aidé de quelques emprunts que j'ai pu faire çà et là à des sources diverses.

C'est là, en second lieu, un programme sujet à révision, susceptible d'amendements, d'additions, de corrections, et que je serai le premier à modifier le jour où l'observation ultérieure me montrera des changements à y introduire, le jour où certains points de la question

amèrement de son médecin, lequel, disait-il, ne l'avait pas suffisamment renseigné sur les dangers de la contagion? C'est toujours le même thème que nous répètent les maris dans cette triste situation : « On ne m'a pas prévenu. Si j'avais su ce que j'ai appris à mes dépens, jamais je n'aurais communiqué la maladie à ma femme, etc.... » Soyons donc avertis à notre tour, et ne risquons pas pour notre part d'encourir un tel reproche.

qui restent encore obscurs et inexpliqués pour moi viendront à être élucidés (1).

D'ailleurs, Messieurs, ne vous faites pas illusion sur la possibilité de constituer jamais ce que j'appellerais

(1) A ne parler que d'un seul de ces points, ce que je ne m'explique pas, ce qui reste pour moi un sujet de perpétuel étonnement, c'est que certaines syphilis se montrent si redoutables, si pernicieuses, et certaines autres si bénignes, si inoffensives, relativement à leurs conséquences dans le mariage.

Ainsi, j'ai sous la main quelques observations de malades qui, s'étant mariés en dépit de syphilis graves et très insuffisamment traitées, n'en sont pas moins restés inoffensifs et pour leurs enfants et pour leurs femmes. Tel est un de mes clients qui, malgré moi, se maria à peine guéri d'un phagédénisme guttural des plus menaçants. Tel est un autre malade qui, sans me consulter, contracta mariage à peine délivré d'accidents multiples d'une syphilis maligne (ecthyma profond, rupia, céphalée, hémiplégie, etc.). Eh bien, ces deux imprudents, contrairement à toutes les prévisions rationnelles, ont eu des enfants sains, et leurs femmes sont restées indemnes.

Inversement, on voit parfois des malades qui, n'ayant jamais été affectés que de syphilis moyennes ou bénignes, s'en étant traités plus ou moins longtemps, ayant attendu consciencieusement plusieurs années avant de contracter mariage, n'en aboutissent pas moins à engendrer des enfants syphilitiques et, d'une façon ou d'une autre, à contaminer leur femme. Comme exemple, je citerai le fait d'un de mes clients actuels. En 1864, il contracte la syphilis, qui ne se manifeste que par des accidents légers (plaques muqueuses de la gorge, quelques croûtes du cuir chevelu, éclaircissement momentané de la chevelure). — Il se traite pendant deux à trois ans. — Exempt de tout symptôme suspect depuis cinq ans environ, il croit pouvoir se marier en 1871, non sans avoir pris, à ce sujet, l'avis d'un de nos confrères éminents. Et alors, il engendre un enfant syphilitique, lequel communique *in utero* la syphilis à sa mère !

Quelle inégalité, quelle disparité entre ces deux ordres de cas ! L'un et l'autre, assurément, ont leurs raisons d'être, ont leur explication organique, matérielle. Mais force nous est bien d'avouer que, dans l'état actuel de nos connaissances, cette explication nous échappe absolument. Il y a là sûrement *une inconnue* qui se dérobe à nous, au moins quant à présent, et sans doute de nombreuses observations seront encore nécessaires pour la dégager, au milieu des éléments multiples d'un problème aussi complexe.

(passez-moi le mot) un *Code parfait du mariage à l'usage des sujets syphilitiques*, c'est-à-dire d'édifier un programme qui réponde à toutes les éventualités possibles, qui d'une façon absolument certaine détermine dans tous les cas l'aptitude ou la non-aptitude au mariage d'un malade entaché de syphilis. Une solution catégorique, une solution empreinte d'une rigueur mathématique, n'est pas et ne sera jamais possible à donner en l'espèce à un problème de ce genre. L'espérer même serait faire preuve d'un esprit peu médical.

Toujours, quoi que nous puissions faire, notre verdict restera basé sur un simple *calcul de probabilités*, c'est-à-dire sur l'appréciation essentiellement difficile et délicate d'éléments vagues et mal définis, tels, d'une part, que le diagnostic prévisionnel d'une diathèse, et, d'autre part, le degré d'action corrective, préventive, exercée sur cette diathèse par le traitement.

Conséquemment — nous ne saurions nous le dissimuler, pas plus du reste que nous ne le dissimulerons à nos malades — nos jugements ne peuvent avoir qu'un degré de certitude proportionnelle aux éléments qui leur servent de base. Ce qui veut dire ceci, à parler net : quelque attention, quelque rigueur que nous apportions à l'examen d'un cas particulier, il ne sera pas impossible que les événements déjouent nos prévisions ; il ne sera pas impossible que nous aboutissions à une erreur. Car, je répéterai le mot à dessein, nous ne disposons et nous ne pouvons disposer, pour établir notre sentence, que d'un « calcul de probabilités ».

Et cependant, Messieurs, ne gardez pas de ce dernier

mot une impression fâcheuse. De ce qu'en l'espèce la certitude mathématique nous fait défaut, il ne suit pas — bien loin de là — que le médecin ne soit appelé, dans cette grave question du mariage des sujets syphilitiques, à rendre aux malades et à la société de fréquents et inestimables services.

Voyez bien, en effet, comment se présentent les choses, et rendez-vous un compte exact de la situation, telle qu'elle s'impose en pratique.

Un malade vient consulter son médecin pour savoir de lui s'il peut ou non se marier en dépit d'une syphilis antérieure. Le médecin interroge, examine ce client, recherche les conditions favorables ou défavorables au mariage, en un mot dresse le bilan de la cause, et travaille à se faire une opinion. De deux choses l'une, alors, à savoir :

Ou bien le médecin aura déduit de son examen des données qu'il jugera suffisantes pour être édifié sur la situation de son client, pour se prononcer dans un sens ou dans l'autre. Et, dans ce cas, il y aura bien peu de risques pour que sa sentence soit démentie par les événements.

Ou bien il manquera d'éléments pour fixer son opinion, pour asseoir son jugement. Et, dans cette seconde alternative, il s'abstiendra d'énoncer un verdict. Car, notez bien ceci, le médecin n'est pas tenu d'avoir quand même une opinion; il n'est pas dans la situation d'un juge qui, du haut de son tribunal, a l'obligation de statuer, de se prononcer entre deux parties adverses. Lui, tout au contraire, il a la ressource de se récuser, d'en appeler à l'aveni et de dire à son client : « Dans les conditions actuelles, il est impossible de savoir à quoi nous en tenir sur votre état. Peut-être seriez-vous encore dangereux pour le mariage. Donc, ne prenons pas de décision quant à présent : *il vous faut attendre.* »

Telle est, et non autre, la situation, veuillez bien le remarquer, car on l'oublie trop. Et, je le répète encore, le médecin n'est pas obligé d'aboutir soit à une erreur, soit à un jugement d'aventure, alors qu'il n'a pas par devers lui les éléments nécessaires à la solution du problème.

C'est en restant fidèle à cette règle de conduite, c'est en se tenant dans ces termes, dans cette mesure, que le médecin respectera la science et servira le plus utilement les intérêts de son client.

Au surplus, les faits sont là pour juger en dernier ressort le degré de certitude de nos appréciations en pareille matière et le degré d'utilité de notre intervention.

J'ai déjà vu bien des malades se marier contre l'avis, contre la prohibition formelle de leur médecin. Et, si je consulte soit mes souvenirs, soit mes notes écrites, je trouve ceci : que, si quelques-uns de ces imprudents n'ont pas eu à se repentir de leur témérité, il en est un bien plus grand nombre (je puis dire même l'énorme majorité) qui ont abouti aux plus regrettables catastrophes, soit en introduisant la vérole au foyer conjugal, soit en procréant des enfants syphilitiques ou malingres, presque toujours voués à une mort rapide (1), soit enfin en payant leur dette personnelle à la syphilis, au grand détriment de leur famille.

D'autre part aussi, j'ai vu bien des malades se marier après examen médical et avec le consentement de leur médecin. Or, ici encore la même proportion se retrouve comme résultats, mais en sens précisément inverse. Pour quelques cas très rares, véritablement *exceptionnels*, où les prévisions du médecin ont été démenties par les événements, la règle presque absolue est que ces malades n'ont été dangereux ultérieurement ni pour leurs femmes, ni pour leurs enfants, ni pour eux-mêmes.

(1) Je viens encore d'observer un fait qui mérite bien, à titre d'exemple, de trouver place ici.

Un jeune homme contracte la syphilis. Il n'en éprouve au début que des accidents assez légers : roséole, syphilides érosives de la bouche, croûtes du cuir chevelu, adénopathies cervicales. — Il se traite par le mercure pendant quelques mois. — Tout s'évanouit, et il se croit hors d'affaire.

Six mois plus tard environ, il se marie, *en dépit de la prohibition formelle d'un médecin.*

Sa jeune femme devient enceinte presque aussitôt. Vers le quatrième mois de sa grossesse, elle commence à présenter des signes non douteux de syphilis secondaire (syphilide érythémato-papuleuse, syphilides vulvaires et buccales, iritis, céphalée, courbature générale, névralgies, troubles du sommeil, accidents nerveux, etc.). — Elle avorte au sixième mois.

L'année suivante, deux autres grossesses. — Avortement à cinq mois. — Accouchement presque à terme d'un enfant syphilitique, qui succombe en vingt-quatre heures.

Quinze mois ensuite, quatrième grossesse. — Accouchement à huit mois d'un enfant mort-né.

Traitement toujours très irrégulièrement suivi par le mari et par la femme. — Dix ans plus tard, le mari est pris d'accidents cérébraux qui, d'un commun accord, sont rapportés par divers médecins et par moi à une encéphalopathie spécifique. Tardivement administré, le traitement antidiathésique ne réussit à enrayer les accidents que d'une façon temporaire, et le malade est rapidement emporté.

Presque invariablement, les mariages contractés dans ces conditions ont abouti à d'heureux résultats. Cela, je suis en mesure de l'affirmer, chiffres en main.

Est-ce assez dire si l'appréciation d'un médecin instruit et prudent offre en l'espèce, même dans ce « calcul de probabilités », des garanties sérieuses?

Est-ce assez dire enfin — et je ne reviens pas sans satisfaction sur ce dernier point — si le médecin, consulté sur la question du mariage d'un syphilitique, remplit un office des plus salutaires, des plus utiles, des plus bienfaisants, en sauvegardant dans cet instant solennel, d'une part, les intérêts de son client, et, d'autre part, derrière ce client, les intérêts de la société?

DEUXIÈME PARTIE

APRÈS LE MARIAGE.

Nous allons, Messieurs, continuer et achever notre étude sur les rapports de la syphilis avec le mariage.

Jusqu'ici nous n'avons envisagé la question qu'*avant* le mariage. Aujourd'hui, il nous reste à l'étudier *après* le mariage.

I

Le mal que nous voulions prévenir est accompli. Un homme syphilitique et non guéri de sa syphilis s'est marié. Le voici époux.

Quels dangers peuvent résulter de cette situation ? Et quel rôle avons-nous à jouer médicalement pour conjurer ou atténuer ces dangers ? Telle se présente la question qu'il nous faut aborder actuellement.

Question pratique, s'il en fut jamais. Question féconde, comme vous ne le verrez que trop au cours de cet exposé, en embarras, en difficultés de plusieurs genres, en situations équivoques, délicates, complexes, etc. Question que l'on n'a presque jamais l'occasion de rencontrer à l'hôpital, mais qui, en ville, dans la clientèle, se présente et s'impose fréquemment au médecin. En conséquence, j'ai cru qu'il serait utile de la débattre devant vous avec détails, pour vous épargner un apprentissage toujours plus ou moins pénible à subir par expérience personnelle.

Le mal est fait, vous disais-je. Un homme syphilitique s'est marié, bien que non guéri ; et le voici actuellement en ménage, avec une syphilis en pleine vigueur, en pleine activité de manifestations.

Situation déplorable, qui ne laisse pas d'être fréquente à des titres divers : soit que le malade (ce qui est le cas le plus commun) se soit engagé à la légère dans un mariage prématuré, se croyant guéri ; — soit que, consciemment et volontairement, il ait bravé les dangers d'une telle position ; — soit qu'il ait ignoré sa maladie véritable, en prenant le change sur la nature des lésions dont il a été affecté avant son mariage.

Et même, si vous le voulez, nous rapprocherons des faits de ce genre deux autres ordres de cas qui, très différents de ces derniers à coup sûr comme ordonnance chronologique des accidents, n'en aboutissent pas moins à une situation exactement identique, à savoir :

1° Les cas (ceux-ci très-nombreux) où un homme marié prend la syphilis *après* son mariage dans une aventure ou plutôt dans une mésaventure extra-conjugale;

2° Les cas infiniment plus rares, véritablement exceptionnels, où la syphilis éclate sur un homme tout récemment marié, du fait d'une contagion ayant précédé de quelques jours le mariage. Je m'explique par un exemple emprunté à mes notes.

Un jeune homme du grand monde a rapport, onze jours avant son mariage, avec l'une de ses anciennes maîtresses, laquelle était affectée à cette époque (comme cela fut démontré plus tard) de plaques muqueuses vulvaires. Il se marie absolument sain en apparence. Huit jours après ses noces, il voit poindre sur le gland une petite rougeur, laquelle dégénère bientôt en un chancre induré typique, exorde d'une syphilis constitutionnelle qui se transmet bientôt à la jeune mariée (1).

Quelle que soit l'origine chronologique de la syphilis, que la contagion soit antérieure ou postérieure au mariage, la situation, je le répète, est absolument la même dans ces divers cas. Toujours, en effet, nous retrouvons la même scène et les mêmes personnages, à savoir : d'une part, une femme saine, et, d'autre part, un mari syphilitique.

Dans ces conditions, que va-t-il se produire ?

Ce qui va se produire, c'est, d'abord, que ce mari,

(1) Les cas de ce genre sont extrêmement importants à connaître pour la pratique. Je les signale à l'attention de mes lecteurs. — Voy. Pièces justificatives, note IV.

dès la première invasion d'un phénomène suspect, se précipitera dans le cabinet d'un médecin et, anxieux, affolé, lui tiendra ce langage (que je reproduis d'après nature, vous pouvez m'en croire) : « Docteur, sauvez-moi. Me voici, je crois, avec des accidents de syphilis. Or, *je suis marié*. Jugez donc un peu la situation, si j'allais donner la vérole à ma femme, si j'allais avoir des enfants syphilitiques ! Tirez-moi de là, je vous en supplie, et dites-moi bien tout ce que j'aurai à faire pour me tenir en garde contre de tels dangers. »

Consultés dans ces conditions (et vous le serez souvent, je vous l'affirme), qu'aurez-vous à répondre?

D'après moi, votre rôle médical est tout tracé; et, si vous voulez m'en croire, votre réponse sera la suivante :

« Monsieur, je vois *trois ordres de dangers* dans la situation pour laquelle vous me faites l'honneur de requérir mes conseils, à savoir :

« 1° Vos dangers personnels, ceux qui résultent pour vous-même de votre maladie ;

« 2° Un danger de contagion pour votre femme ;

« 3° Un danger d'hérédité pour vos futurs enfants.

« Or, ces trois ordres de dangers, non seulement il nous faut y parer, mais encore il faut nous préoccuper de tous dans une égale mesure ; car vous seriez coupable et je serais coupable avec vous si nous ne visions que votre sécurité propre, sans prendre souci de votre femme et de vos enfants. En conséquence, c'est une triple consultation que je vais avoir à vous donner.

« Et d'abord, allons au plus pressé. Parlons de vous. Ce sera là mon premier point. »

I. — « Quant à vous, monsieur, continuerez-vous, il faut vous traiter le plus activement possible et tout faire pour vous guérir le plus tôt possible. Car c'est de vous en somme que rayonnent toutes les conséquences qui peuvent retomber sur les vôtres.

« Dans ce but, voici ce que je vous conseille, etc. »

Mais avant d'aller plus loin dans cette scène, qu'allez-vous conseiller à ce malade, à ce syphilitique qui se présente à vous dans ces conditions spéciales ?

Certes, comme nature, comme qualité de remèdes, vous lui prescrirez ce que vous prescririez à tout autre, car il n'est pas, que je sache, de remèdes spéciaux à l'usage particulier des maris syphilitiques.

Mais, comme intensité, comme vigueur de médication, c'est une tout autre affaire, à mon sens. Notez que vous êtes en présence d'un *mari*, d'un mari vivant au contact d'une jeune femme, exposé à contagionner cette femme dans les mille rapprochements de la vie commune, sans parler même des rapprochements sexuels dont il est à craindre que, malgré toutes vos recommandations, ne s'abstienne pas votre client. J'ajouterai même à ce dernier propos — et cela est bon à savoir pour la pratique — qu'en l'espèce votre client pourra se montrer d'autant moins docile à la prescription de continence qu'il a intérêt à cacher son état, qu'il ne veut pas, comme il vous le dira, « que sa femme puisse deviner son mal », etc. Soyez donc moins certains de lui à ce point de vue que vous ne le seriez de tout autre malade en situation différente (1).

(1) J'ai vu des maris syphilitiques *ne pas oser* s'abstenir de rapports avec leur femme à l'époque même où ils pouvaient transmettre la con-

Or, de ces conditions particulières dérivent pratiquement des *indications particulières*, dont vous comprenez à l'avance et le but et les utiles résultats.

Ces indications, à ne parler même que des principales, se résument en ceci :

I. — Tout d'abord, *supprimer séance tenante les foyers de contagion;* et les supprimer par une cautérisation suffisante, énergiquement modificatrice.

S'agit-il, par exemple (ce qui est de beaucoup le cas le plus commun), d'accidents secondaires de la bouche, de la gorge, de la verge, etc., détruisez-les immédiatement par une cautérisation vigoureuse. Le nitrate d'argent, caustique faible, risquerait de rester insuffisant. Choisissez de préférence le nitrate acide de mercure, caustique plus intense et bien autrement sûr comme résultats.

Que si cette cautérisation n'a pas pour effet de corriger immédiatement, *in situ*, la nature contagieuse des accidents, du moins à coup sûr elle en provoquera la cicatrisation à brève échéance ; et c'est là ce que nous désirons.

Inutile d'ajouter qu'à la cautérisation nous adjoin-

tagion, et cela dans la crainte que la suspension des relations habituelles ne donnât l'éveil sur leur maladie ! Pour éviter le soupçon, ils risquaient de transmettre la vérole à leur femme ! Le fait est à peine croyable ; il n'est pas moins authentique cependant. Il est authentique à ce point que deux de mes clients, dans des conditions de cet ordre, ont abouti, « *pour détourner les soupçons* », à contagionner leur femme.

Des faits de ce genre doivent être signalés, car on ne les imaginerait pas *à priori*, on ne les supposerait pas possibles avant d'en avoir eu l'expérience personnelle et la démonstration péremptoire.

drons aussitôt l'emploi des topiques les mieux appropriés à déterminer la guérison rapide de ces foyers de contagion.

II. — *Couper court, par une médication d'une intensité particulière, aux accidents contagieux de la période secondaire.*

Dans les circonstances ordinaires où l'on est appelé à traiter la syphilis, la médication qu'on prescrit usuellement aux malades est une médication douce, circonspecte, ménagée, contenue, qu'on s'efforce d'adapter à la tolérance individuelle. On va lentement, doucement, patiemment, parce qu'on a du temps devant soi ; on procède avec mesure, quitte à laisser la diathèse reprendre le dessus de temps à autre par quelques explosions temporaires.

Mais, dans les conditions spéciales qui nous occupent, le cas est différent. Il y a urgence, ici, à conjurer des dangers imminents de contagion. Dans ce but, l'indication est d'*aller vite* et de *frapper fort*, si je puis parler ainsi ; et cela pour imposer silence à des manifestations menaçantes, menaçantes, bien entendu, non pour le malade, mais pour sa femme qu'il s'agit de protéger.

Donc, au lieu de la médication usuelle, au lieu des « cinq centigrammes » traditionnels de proto-iodure, je crois qu'il y a tout avantage à instituer d'emblée un traitement énergiquement répressif ; je crois qu'il y a lieu d'agir en l'espèce comme on agit alors qu'on se trouve en présence d'accidents spécifiques graves qu'il importe d'enrayer promptement. En un mot, je suis ici pour un traitement précipité et violent, sans toutefois dépasser une juste mesure et sans courir le risque, pour vouloir aller trop vite, d'être forcé de rétrograder, j'entends de suspendre la médication.

Dans cette intention, prescrivez donc de prime abord de fortes doses mercurielles. Dix à quinze centigrammes de proto-iodure, deux à trois et même quatre centigrammes de sublimé, quotidiennement, ne constitueront pas une moyenne excessive, au moins en général et réserve faite pour la tolérance individuelle avec laquelle il y a toujours à compter. Souvent même il ne sera pas inopportun d'associer l'iodure au mercure, pour activer encore la médication. — Poursuivez ce traitement deux mois environ. — Au delà, cessez-le quelques semaines, pour éviter les effets d'accoutumance. —Puis, reprenez-le dans les mêmes conditions, pour le même temps, et ainsi de suite (1).

En procédant de la sorte, vous parviendrez souvent, sinon toujours, à supprimer tout ou partie des manifestations secondaires; vous parviendrez notamment — et c'est là le but que vous poursuivez — à diminuer de nombre et d'intensité, voire peut-être à conjurer complètement ces poussées éruptives du tégument muqueux

(1) Je ne parle pas ici des frictions mercurielles, et pour cause. Les frictions, à coup sûr, constituent un excellent mode de traitement et pourraient être fort utiles en l'espèce. Mais, en l'espèce aussi, elles sont presque toujours inapplicables, car il faut tenir compte des exigences du cas particulier. Comment un jeune mari accepterait-il de nous l'obligation de se pommader et de s'empaqueter le corps chaque soir, pour se présenter dans cet attirail au lit conjugal? Une telle médication se prêterait peu à laisser ignoré ce que le malade a surtout intérêt à dissimuler.

qui, sous le nom de plaques muqueuses, sont si redoutables au point de vue de la contagion et constituent la source commune, la source banale des contaminations dans le mariage.

Sans doute, ce traitement à outrance ne sera pas toujours du goût de votre malade. Sans doute, il pourra offenser dans une certaine mesure soit les gencives, soit les fonctions digestives. Mais avec une surveillance attentive, avec de la modération et de la circonspection dans la vigueur, vous arriverez presque toujours à faire accepter et tolérer cet ordre de médication (1).

Comme exemple du genre, je vous citerai le cas d'un malade que j'ai traité de la sorte il y a cinq ans, à propos d'une syphilis éclose le *dixième jour de son mariage*. Ce jeune homme (dont l'histoire est exactement identique comme particularité de début avec l'une de nos observations précédentes), ce jeune homme, dis-je, une quinzaine avant ses noces et à la suite de la cérémonie traditionnelle qu'on appelle « l'enterrement de la vie de garçon », s'était laissé entraîner à passer la nuit avec une ancienne maîtresse « dont il se croyait sûr ». Il gagna ainsi la vérole, qui, après une incubation de vingt-cinq jours, se révéla sur lui par un chancre du gland. La situation était donc des plus critiques. Je mis en pratique la méthode dont il vient d'être question,

(1) Je ne dis pas, bien entendu, qu'un traitement de ce genre pourra être appliqué dans tous les cas, mais je dis — ce qui est tout différent — que, *dans les cas où il pourra être appliqué*, il devra être institué de la sorte et sur de telles bases. Il constitue, en effet, le plus sûr moyen de conjurer les manifestations contagieuses de la période secondaire.

et j'ai la satisfaction de dire qu'elle fut couronnée d'un plein succès. La période secondaire resta presque muette; tout risque de contagion fut conjuré; tout fut sauvé, « même jusqu'aux apparences », suivant l'expression de mon malade.

Et ce n'est pas sans peine, cependant, que je parvins à lui faire accepter ce traitement sévère. Maintes fois il regimbait contre mes prescriptions, contre ce qu'il appelait « mon traitement de cheval » et ce que je qualifiais, moi, du terme plus exact de « traitement à l'usage des maris qui ne veulent pas contagionner leur femme ».

II. — Voilà un premier point réglé dans la situation qui nous occupe. Abordons actuellement le second, qui a trait aux *dangers de contagion* encourus par la femme.

Ces dangers, vous les connaissez par ce qui précède. Ils sont de deux ordres :

1° Dangers d'une contamination directe, transmise par un accident contagieux du mari ;

2° Dangers d'une contamination indirecte, résultant d'une grossesse (syphilis par conception).

Or, il s'agit de préserver la jeune femme de ces deux périls. Dans ce but, qu'allons-nous faire?

En ce qui regarde les dangers de contagion directe, notre rôle, notre devoir, est tout tracé : c'est d'avertir le mari à ce point de vue de la façon la plus explicite, la plus complète; c'est de l'effrayer même quelque peu relativement aux risques encourus par sa femme. Un peu d'effroi ne nuira pas pour le rendre plus réservé et plus prudent.

Renseignez donc exactement le mari sur les dangers de cette contagion, dangers qu'il peut bien ne pas connaître, au moins d'une façon suffisante. Ne vous bornez pas à lui dire (comme on le fait généralement) « qu'il peut être contagieux et qu'il devra s'abstenir de tout rapport avec sa femme au cas où il serait affecté de quelque symptôme syphilitique ». Cela est trop vague. Insistez près de lui, ne craignez pas d'entrer dans les détails, car la chose en vaut la peine, et persuadez-le bien de ceci : que, dans son état de maladie, toute plaie, toute érosion, toute lésion excoriative et humide contient ou peut contenir un levain de contagion; — que, si minime, si insignifiante, si inoffensive que lui paraisse une lésion quelconque, cette lésion n'en est pas moins dangereuse pour cela; — que n'importe d'ailleurs le siège d'une lésion pour être contagieuse; qu'il y a des lésions contagieuses aussi bien à la bouche et ailleurs qu'aux organes génitaux (1), etc., etc. « Donc, ajouterez-vous comme conclusion, *quoi que vous ayez*, imposez-vous l'obligation formelle, absolue, de vous abstenir de tout rapport, de tout contact avec votre femme, car de là pourrait dériver pour elle la pire des contagions. »

Et cela, Messieurs, je le répète, vous n'êtes pas seu-

(1) Une idée très répandue chez les gens du monde est que la contagion syphilitique ne peut se transmettre que par les organes génitaux. Pour eux, l'idée de syphilis implique celle d'une contamination *génitale*.

C'est donc là un préjugé qu'il importe de combattre en toute occasion et plus particulièrement encore dans l'ordre de situations qui nous occupe actuellement.

lement autorisés à le dire, vous avez le devoir de le dire et en ces termes ; car un tel langage est en harmonie parfaite avec les données de la science relativement au mode habituel de la contagion syphilitique dans le mariage.

Savez-vous en effet ce qu'apprend la pratique à ce sujet? Mes notes sont absolument précises en la matière et me permettent d'affirmer les deux propositions que voici :

1° Pour l'énorme majorité des cas, *les contagions syphilitiques qui se transmettent dans le mariage, du mari à la femme, dérivent d'accidents de forme* SECONDAIRE ;

2° Presque invariablement *ces contagions dérivent d'accidents secondaires de forme superficielle,* ÉROSIVE ou *exulcéreuse, tout au plus papulo-érosive,* c'est-à-dire d'accidents essentiellement *bénins* d'allure, presque insignifiants en raison de leur bénignité apparente, au total sans importance, et éminemment susceptibles ou bien d'être méconnus comme nature, ou bien même de passer inaperçus.

Et cela se conçoit, et cette double proposition ressort de l'essence même des choses.

Car, d'une part, la syphilis est infiniment plus dangereuse à son étape secondaire qu'à toute autre période, en raison de la multiplicité extrême et de la dissémination possible de ses accidents. Et, d'autre part, les contagions qui se produisent dans le mariage ne peuvent être que le résultat de lésions assez peu importantes pour qu'un mari conscient de son état n'y prenne pas garde ou en méconnaisse jusqu'à l'existence. Un mari, en effet, ne contagionne pas sa femme à la façon des prostituées, des filles de joie, qui se livrent quand même au coït, quel que soit leur état de santé, par intérêt ou par indifférence ; un mari ne transmet jamais la syphilis à sa femme que par mégarde ou par surprise. Donc, il ne la lui transmet que par l'intermédiaire d'accidents assez minimes, assez bénins, pour qu'il n'en ait pas soupçonné la nature véritable ou même pour qu'il n'en ait pas eu conscience.

Je l'ai dit bien souvent et je ne cesserai de le répéter, *ce sont les accidents les plus légers de la période secondaire qui sont les plus dangereux au point de vue de la contagion.* Et ce sont les plus dangereux en raison même de leur bénignité apparente. Ils semblent si peu de chose, ils ont une apparence tellement inoffensive qu'on n'y prend pas garde, qu'on n'en soupçonne pas la nature ; et conséquemment on s'expose à les communiquer. Ajoutons encore, d'ailleurs, qu'ils peuvent fort bien passer complètement inaperçus.

Les petites érosions secondaires des lèvres, de la langue, de la verge, voilà les intermédiaires les plus habituels de la contagion dans le mariage.

Rappelez-vous, comme exemple, deux observations que je vous citais au début de cet exposé. Dans l'une, la contagion a été transmise par des érosions secondaires du gland qu'on avait prises pour des herpès ; dans l'autre, elle fut le résultat d'érosions minimes des lèvres, érosions à peine desquamatives et tout à fait comparables à ces exfoliations épithéliales que produit l'abus du tabac. Eh bien, à ces deux cas j'en pourrais joindre pour le moins cinquante autres déposant tous dans le même sens. Presque invariablement, donc, c'est par des lésions minimes, par des *syphilides secondaires simplement érosives*, que la syphilis passe du mari à la femme.

Cela est tellement vrai que des malades aussi attentifs que possible à leur état de santé, aussi consciencieux observateurs d'eux-mêmes que vous puissiez le supposer, se sont laissé prendre à des contagions de ce genre. Des médecins même, juges bien autrement compétents, n'ont pas échappé à ce danger dans leur propre ménage. Exemple le cas suivant, qu'à tous égards je me ferai un devoir de vous citer.

Un médecin des plus distingués, un de ces hommes qui honorent notre profession autant par leur caractère que par leur talent, contracte la syphilis dans l'exercice de son art. Marié, il prévient sa femme aussitôt et s'observe avec un soin méticuleux. Chaque jour, matin et soir, il s'examine avec le plus grand soin. Et cependant, en dépit de toute sa vigilance, il n'aboutit pas moins à contagionner sa femme. D'ailleurs, écoutons-le nous raconter lui-même son malheur, dans une lettre qu'il m'a fait l'honneur de m'adresser à ce sujet :

« Un matin de l'année dernière, je fus épouvanté de constater à mon réveil, sur la rainure du gland, une petite tache à peine apparente, de la largeur d'une lentille, sèche dans presque toute son étendue, légèrement excoriative à son centre dans une surface comparable à une tête d'épingle. Je fus épouvanté, vous dis-je, parce que, dans la nuit même qui précéda cette découverte, j'avais eu un rapport avec ma femme. Et cependant je m'étais examiné, comme de coutume, la veille au soir... Or, ce fut cette misérable tache, cet insignifiant *bobo*, qui contagionna très certainement ma pauvre femme. Car, dans le délai classique, c'est-à-dire trois semaines plus tard, elle commença à sentir « un bouton » à la vulve, et ce bouton devint un chancre... Que mon exemple ne soit pas perdu. Profitez-en, vous, mon cher ami, qui vous occupez d'études spéciales, pour bien dire à ceux qui vous écouteront comment peut se produire la contagion dans le mariage, pour les convaincre que cette contagion peut s'exercer par la lésion la plus légère, la plus inoffensive, assez inoffensive, assez légère pour avoir pu tromper l'œil défiant d'un mari honnête homme et d'un praticien attentif et prévenu... »

Rien à ajouter après ce triste et si instructif exemple.

III. — Ce n'est pas tout, Messieurs. Un troisième point réclame notre attention.

Vous n'avez pas perdu de vue la situation dont nous poursuivons l'étude. Un homme marié est venu réclamer vos conseils pour des accidents de syphilis. D'abord, vous lui avez prescrit un traitement. En second lieu, vous venez de le mettre en garde contre les dangers encourus par sa femme, au point de vue d'une contagion directe. Votre tâche n'est pas achevée, car reste le danger d'une grossesse. Et cette grossesse, survenant dans de telles conditions, pourrait être l'occasion d'un double malheur, à savoir :

D'un malheur en ce qui concerne *la mère*, qui serait exposée à recevoir la syphilis de son enfant ;

D'un malheur en ce qui concerne *l'enfant*, soumis à tous les risques de l'hérédité syphilitique.

Or, cette double conséquence, c'est à vous que revient le devoir de la prévenir.

Il est à croire que votre client n'a pas notion ou ne se rend qu'un compte très incomplet des résultats néfastes qui pourraient succéder à une grossesse survenant dans ces conditions. C'est donc à vous de l'éclairer à ce sujet, et de l'éclairer *in extenso*, clairement, compendieusement, de façon « à ce qu'il n'en ignore », comme disent les gens de justice, et à ce qu'il règle sa conduite en pleine connaissance de cause, dûment instruit de la situation.

Conséquemment, pour remplir cette dernière indication, vous continuerez de la sorte, si vous m'en croyez, votre discours en trois points :

« Et surtout, monsieur, dans les conditions actuelles, *pas d'enfant!* Gardez-vous d'une grossesse ; évitez à tout prix que votre femme devienne enceinte !

« Car, d'une part, l'enfant qu'elle recevrait de vous pourrait soit hériter de votre maladie, soit plutôt encore mourir avant de naître ; — et, d'autre part, il serait possible que votre femme fût infectée par son enfant, c'est-à-dire reçût de cet enfant la vérole dont il aurait hérité de vous.

« Donc, vous m'entendez bien, vous me comprenez bien : arrangez-vous *pour n'avoir pas d'enfant.* »

Et libre à vous, alors, Messieurs, d'insister au besoin et d'ajouter un complément d'instructions, si vous le jugez nécessaire d'après l'attitude de votre client ; libre à vous, comme l'a spirituellement dit M. Diday, de

« vous faire professeur jusqu'au bout, professeur toujours décent, mais suffisamment clair. »

Telle est, Messieurs, la première des situations diverses que crée l'introduction de la syphilis dans le mariage.

Quoique complexe et délicate en plus d'un point, celle-ci, cependant, est de toutes la plus simple, relativement aux indications médicales qu'elle comporte.

Poursuivons notre étude, mais en nous attendant à des difficultés bien autrement sérieuses.

II

Un second ordre de cas se présente de la façon suivante :

Un homme récemment marié a été repris d'accidents spécifiques, dérivant d'une syphilis incomplètement traitée pendant sa vie de garçon. Sa femme est restée indemne, mais elle est ENCEINTE. Et justement effrayé, cet homme vient requérir vos conseils, en vous posant cette double question :

« 1° Que dois-je faire pour moi ?

« 2° Y a-t-il quelque chose à faire pour ma femme et pour l'enfant qu'elle porte dans son sein ? »

Situation bien autrement complexe que celle dont l'étude précède, puisqu'elle comporte toutes les difficultés de la première, avec la complication grave d'une grossesse.

Quelle devra être en pareil cas la conduite du médecin ?

I. — En ce qui concerne le mari, nul embarras. Notre rôle est exactement ce qu'il était dans le premier ordre de cas que nous avons étudié précédemment, et nous n'avons pas autre chose à faire que ceci : prescrire un traitement approprié à la qualité des accidents actuels ; — tenir en garde notre client, par des avis dûment motivés, contre la possibilité d'une contagion, laquelle en l'espèce aurait des résultats doublement néfastes, puisqu'une femme et un enfant s'y trouveraient intéressés à la fois (1).

II. — Mais c'est en ce qui concerne la femme et l'enfant que de véritables difficultés pratiques vont s'imposer à nous. Il est évident que l'une et l'autre sont menacés. En premier lieu, cette jeune mère peut être contaminée par cet enfant issu d'un père syphilitique, dont la syphilis est même encore assez vivace pour s'attester par des accidents actuels. Tous les dangers

(1) Relativement à ce dernier point, j'ai cru inutile de rappeler qu'une contagion transmise dans le cours d'une grossesse comporte un double ordre de dangers, à savoir :

1° Dangers relatifs à la mère. Ceux-ci ne sont que trop évidents.

2° Dangers relatifs *à l'enfant*. Il se peut en effet que l'invasion de la syphilis dans le cours d'une grossesse détermine soit un *avortement*, soit un *accouchement prématuré*. Et il se peut aussi que l'*infection de la mère se transmette au fœtus* avec toutes les conséquences si graves d'une diathèse congéniale.

Les faits de ce genre sont si communs qu'il suffira, je pense, de les énoncer, sans apporter de nouvelles preuves à l'appui. Plusieurs exemples, d'ailleurs, en seront fournis incidemment par une statistique qui trouvera place à la fin de ce volume. (V. *Pièces justificatives*, note III.)

de la syphilis par conception surgissent donc ici. — D'autre part, cet enfant est exposé par ses dangers héréditaires soit à naître syphilitique, soit surtout (ce qui est le cas bien autrement fréquent) à mourir avant de naître.

Or, une question se présente : n'y aurait-il pas espoir de parer à ces éventualités éminemment graves en prenant les devants, c'est-à-dire en administrant par prévision le traitement spécifique à la mère? L'influence atténuante et corrective de ce traitement n'est-elle pas démontrée pour des faits sinon identiques, au moins analogues ? N'avons-nous pas vu, par exemple, l'administration opportune de la médication antisyphilitique couper court à une série d'avortements successifs dérivant d'une influence syphilitique paternelle et conduire une grossesse à bon terme ? L'intervention *préventive* trouve donc ici une indication pour le moins rationnelle.

Mais, d'un autre côté, sommes-nous bien autorisés à cette intervention préventive ? Que savons-nous au juste sur l'état de l'enfant, d'où dérivent nos craintes pour la mère ? Sans doute, cet enfant court des risques héréditaires par le fait de l'infection paternelle, cela est incontestable. Mais, ainsi que nous l'avons établi précédemment, l'hérédité syphilitique n'a rien de fatal, alors surtout qu'elle dérive du père. Il se peut donc que l'enfant n'ait rien reçu de son père ; et, dans ce cas, la mère n'a rien à craindre de l'enfant. Il se peut donc, en définitive, que notre intervention soit *sans objet*.

Dans cette incertitude, que faire ? Faut-il se résoudre quand même à un traitement peut-être dirigé contre des dangers illusoires ? Ou bien faut-il s'en tenir à l'expectation et « courir la chance », comme on dit vulgairement ?

Question grave comme résultats ; et question malheureusement indécise encore, dans l'état actuel de la science.

Vainement, en effet, vous interrogeriez vos livres à ce sujet ; vainement vous y chercheriez une solution précise, catégorique. Dans la plupart de nos traités spéciaux, classiques, le problème ne se trouve même pas signalé.

Et si vous interrogiez, comme je l'ai fait, l'opinion publique, vous la trouveriez singulièrement hésitante à ce sujet. J'ai tenté l'expérience pour ma part. J'ai institué une sorte d'enquête sur la matière, en consultant une foule de médecins, et je suis arrivé à ce résultat : que certains de nos confrères se prononcent résolument pour l'opportunité d'un traitement préventif ; — que d'autres répugnent à cette pratique ; — que la plupart n'ont pas d'opinion faite, et restent indécis, flottants entre les deux partis contraires.

J'ai tenu à avoir, pour vous la communiquer, l'opinion d'un maître illustre, de l'homme qui à coup sûr s'est trouvé le plus souvent aux prises avec des difficultés de ce genre, et dont la vaste expérience est toujours si précieuse à consulter. Je suis donc allé, ces jours derniers, m'entretenir avec M. Ricord de ce sujet spécial, et je l'ai trouvé, lui aussi, hésitant, incertain. « Il me serait impossible, m'a-t-il répondu, de donner une solution catégorique à la grave question dont vous me parlez et qui m'a vivement préoccupé depuis longtemps. Toutefois, d'après ce que j'ai vu, j'ai été conduit à croire qu'en somme le parti de l'abstention, de l'expectation, est ce qu'il y a de plus sage en l'espèce... Quel que soit mon désir de sauver une situation compromise, je répugne à *agir au hasard*, à tenter une campagne d'aventure. Je répugne à condamner au traitement mercuriel une jeune femme qui n'a rien de syphilitique quant à présent, qui peut bien, elle et son enfant, avoir échappé à la vérole, et qu'un traitement d'ailleurs ne sauverait peut-être pas de la vérole si elle avait à la recevoir... Je ne condamne pas cependant, je n'ai pas le droit de condamner le parti contraire, qui a pour base une intention certainement rationnelle non moins qu'une prévoyance salutaire... C'est à l'expérience à décider. Mais, quant à présent, j'avoue que mes préférences sont pour la doctrine expectante ; et un cas de ce genre s'offrirait à moi aujourd'hui que je me tiendrais sur la réserve, plutôt que d'agir dans le vague et de tirer au jugé. »

Telle est également la règle de conduite à laquelle j'ai abouti pour ma part, mais sans avoir encore pour la légitimer, je l'avoue, des raisons cliniques suffisantes.

En définitive, vous le voyez, Messieurs, la question reste indécise. Ce n'est pas qu'elle soit nouvelle cependant ; mais elle est tellement délicate, tellement difficile à apprécier d'une façon catégorique, qu'il n'y a vraiment pas lieu de s'étonner de l'absence d'une solution précise à lui donner. Voyez en effet comment les observations cliniques, qui seules peuvent servir à juger le débat, restent susceptibles ici d'interprétations opposées.

L'hérédité paternelle n'a rien de fatal, ainsi que je vous l'ai dit plusieurs fois. De sorte que les enfants issus de pères syphilitiques tantôt naissent vivants et sains, tantôt meurent *in utero*, ou naissent syphilitiques. De même, tantôt ils laissent leurs mères indemnes, et tantôt ils réagissent sur elles en leur communiquant la syphilis.

Or, supposez que, dans un cas du genre de ceux qui nous occupent, nous fassions intervenir le traitement. La femme accouche à terme d'un enfant sain qui reste sain. Serons-nous autorisés à attribuer au traitement cet heureux résultat? Mais tout aussitôt on nous répondra que « sans le traitement les choses se fussent passées de même ; » et l'on invoquera à l'appui de ce dire un certain nombre de faits des plus authentiques.

Pour juger la question en dernière analyse, il faudrait disposer d'un nombre considérable d'observations de ce genre, permettant de mettre en parallèle, sur une très large échelle, les résultats de l'intervention thérapeutique et ceux de l'expectation. Alors, devant les chiffres imposants d'une telle statistique, chacun serait forcé de s'incliner. Malheureusement, une statistique de cette importance nous fait encore défaut, et force m'est en conséquence de répéter, en terminant, que le problème reste simplement posé, sans solution possible à lui assigner actuellement.

Je ferai cependant une réserve. Il est des cas *particuliers* où, d'après moi, la doctrine de l'expectation doit être abandonnée et laisser place à une intervention active. Quels sont les cas que j'ai en vue? Je vais le spécifier par un exemple.

Une femme saine, bien portante, mariée à un homme syphilitique, a fait coup sur coup *plusieurs fausses couches*, et cela sans cause, sans raison. Vous l'examinez le plus complètement possible, et vous ne trouvez d'autre explication plausible à ces avortements successifs que la syphilis du mari.

Or, de nouveau, voici cette femme enceinte. Anxieuse, elle vient vous consulter, ou bien — ce qui est plus fréquent — sa famille, son mari vous consulte pour elle.

Dans ces conditions, resterez-vous inactifs? Non, évidemment. Car, d'une part, vous savez de par l'expérience du passé ce à quoi derechef aboutirait l'expectation, au moins suivant toute probabilité; et, d'autre part, vous disposez d'un traitement qui, s'adressant à la cause probable de ces fausses couches successives, peut atténuer et corriger cette cause. Pourquoi ne pas user de cette ressource; pourquoi ne pas recourir à ce traitement? C'est là tout au moins une chance à courir; et cette chance, vous n'avez pas le droit, ce me semble, de n'en pas faire bénéficier votre cliente (1).

Pour ma part, en pareille occurrence, je n'hésite pas à prescrire la médication spécifique, comme le seul moyen capable de parer au danger qui menace l'enfant et de conduire la grossesse à terme. Je n'hésite pas à prescrire le mercure, quitte au besoin à le déguiser aux yeux de la jeune femme sous un pseudonyme honnête, de concert avec le mari.

Et, si je ne me fais pas illusion, je crois pouvoir ajou-

(1) M. le professeur Depaul a développé la même opinion dans ses *Leçons cliniques*. Pour lui, « après une série de fausses couches dont on n'a pu trouver la cause, le médecin est autorisé à prescrire empiriquement la médication spécifique, médication inoffensive d'ailleurs quand elle est bien dirigée. »

ter que cette pratique m'a fourni plusieurs fois des succès réels, difficilement contestables.

III

Troisième situation, et celle-ci, malheureusement, des plus communes : *un sujet syphilitique marié a contagionné sa femme.*

Mandés dans ces conditions, qu'avez-vous à faire? Quelles indications médicales se présentent à remplir?

« La chose est des plus simples, me direz-vous peut-être. Nous sommes en présence de deux malades ; eh bien, nous traiterons ces deux malades. » — Sans doute. Mais là ne se borne pas, ne doit pas se borner votre rôle, qui est bien autrement complexe en réalité que vous ne sauriez le croire à première vue. Nous sommes ici en pleine pratique, et vous allez voir surgir des *difficultés de pratique* dont on ne peut se rendre compte que pour en avoir fait un apprentissage personnel.

Précisons.

I. — Vis-à-vis du mari, nul embarras. En ce qui le concerne, rien autre chose à faire que ceci :

1° Lui prescrire un traitement;

2° Lui intimer de la façon la plus formelle, la plus énergique, l'*interdiction de la paternité.*

Vous savez en effet, Messieurs, ce à quoi aboutit une grossesse alors que les deux parents sont contaminés, alors surtout que la syphilis maternelle est récente et n'a pas encore subi l'épreuve dépurative du traitement. Une grossesse, en pareille condition, c'est un désastre. Donc, vous avez le devoir de renseigner votre client sur ce point, et, pour ne lui laisser aucun doute, vous lui tiendrez le langage suivant : « Dans les circonstances actuelles, avec la maladie dont madame et vous à la fois vous trouvez affectés, une grossesse serait le pire malheur qui pût vous arriver. Car, de deux choses l'une : ou bien votre enfant mourrait avant de naître; — ou bien il viendrait au monde avec la vérole, ce dont vous jugez l'effet pour vous, pour madame, pour vos deux familles, pour la galerie, etc. Sans compter que le pauvre être, en dépit de tous les soins, pourrait bien ne pas aller loin. Donc, à tout prix, dans votre intérêt comme dans l'intérêt de tous, évitez en ce moment, jusqu'à nouvel ordre, la possibilité d'une grossesse. »

Tel est le conseil urgent à donner, plus facile à donner qu'à suivre, paraît-il, comme nous en aurons la preuve dans un instant.

II. — Voilà la situation réglée vis-à-vis du mari. Mais reste la femme. Et c'est à son propos que va commencer pour nous une situation des plus délicates, d'autant plus délicate qu'il nous faudra ici compliquer nos attributions habituelles du rôle d'un tacticien, d'un diplomate. Vous allez me comprendre.

Et en effet, dans l'énorme majorité des cas, les choses se présentent de telle sorte que la femme ignore la maladie dont elle est atteinte et que vous avez le devoir moral de la tromper à ce sujet, en lui dissimulant le nom et la nature de l'affection dont elle est atteinte.

Pourquoi? Parce que, neuf fois sur dix pour le moins, la situation s'engage de vous à elle comme il suit :

Le jeune mari qui a contagionné sa femme accourt, éperdu, chez un médecin, chez l'un de vous, je suppose, et commence ainsi l'entretien : « Docteur, un grand malheur m'arrive. J'avais la vérole. J'ai eu le tort de me marier sans être bien guéri, et j'ai donné la vérole à ma femme. Je viens donc vous prier de traiter ma pauvre femme. Mais avant tout, ce dont je vous supplie, ce que je réclame de vous au nom de ce que vous avez de plus cher, c'est de ne pas dire la vérité à votre future cliente, c'est de lui laisser ignorer pour toujours le nom et la nature de sa maladie. Car, si elle savait cela, je serais perdu. Ce serait fait de l'affection, de l'estime qu'elle a pour moi. Et si elle disait cela à sa famille, vous voyez d'ici le tableau !... Donc, promettez-moi bien, en même temps que vos bons soins pour elle, une discrétion complète, un silence absolu vis-à-vis d'elle. »

Avez-vous, messieurs, à vous récuser, à refuser le double service qu'on sollicite ainsi de vous? Non évidemment.

De sorte que, du premier coup, vous voici engagés dans une situation singulière, celle d'un médecin traitant une malade avec mission de lui cacher la maladie pour laquelle il la traite. Situation singulière, ai-je dit, mais situation acceptable, et n'ayant rien d'incompatible avec la dignité professionnelle; car, après tout, cette situation, nous n'en sommes pas responsables, nous ne faisons que la subir, et nous la subissons dans une intention essentiellement morale et bienfaisante, à savoir : en vue de dissimuler une action coupable et, suivant l'expression consacrée, de sauvegarder la paix d'un ménage.

D'autre part, messieurs, n'allez pas prendre le change sur les difficultés toutes spéciales de la mission que vous aurez acceptée dans ces conditions. Traiter une femme de la syphilis (et l'en traiter longtemps, comme le comporte la nature de la maladie) *sans que cette femme devine ou soupçonne jamais la vérité*, c'est là une tâche qui pourrait tenter un diplomate, mais qui trouve un médecin mal préparé.

Et, en effet, il va vous falloir faire toutes choses dont vous n'avez guère l'habitude, à savoir : manœuvrer dans une voie de dissimulation perpétuelle ; — satisfaire *ex abrupto* à cent questions dont vous assiégera votre malade : « Mais enfin qu'est-ce que j'ai donc? De quoi me traitez-vous ? Comment ce mal m'est-il venu? Comment se fait-il que j'aie les mêmes symptômes que mon mari? etc., etc. ; » — décorer les diverses manifestations morbides qui vont surgir de divers pseudonymes honnêtes, acceptables, vraisemblables ; — masquer sous des qualificatifs de fantaisie les remèdes spécifiques que vous aurez à prescrire ; — et, dans tout cela, ne jamais hésiter, tergiverser un instant, ne jamais vous trahir.

Or, ce rôle — vous ne le sentirez que trop à la pratique — comporte plus d'une difficulté ; il exige un à-propos, un aplomb, une adresse, qui ne s'acquièrent guère que par l'expérience. Bref, croyez-moi, il est moins aisé qu'on ne se le figure *à priori* de manœuvrer sur un semblable terrain, et plus d'un habile tacticien a succombé dans cette lutte avec la perspicacité féminine. Tenez-vous donc pour avertis, messieurs, et, quand vous vous engagerez ou, pour mieux dire, quand on vous engagera dans une aventure de ce genre, ne perdez pas de vue que vous avez affaire à forte partie.

Au reste, sachez-le bien, les femmes que l'on prétend abuser de la sorte sont loin d'être toujours dupes du stratagème. En réalité, nous les trompons moins souvent et moins complètement que nous ne le croyons nous-mêmes et surtout que ne le croient leurs maris. Bien des fois déjà, pour ma seule part, je me suis aperçu que certaines de mes clientes, à qui j'avais cru donner le change sur la nature de leur maladie, savaient parfaitement à quoi s'en tenir à ce sujet. Seulement vis-à-vis de moi, comme vis-à-vis de leurs maris, elles acceptaient — parce qu'il leur plaisait de l'accepter — le rôle de femmes abusées. Quelques-unes d'ailleurs finissent, après un certain temps, par mettre à l'aise le médecin chargé de les traiter de la sorte, en lui faisant comprendre qu'elles sont au fait de la situation. « Ne vous donnez donc plus tant de peine, me disait un jour une de mes malades, pour me persuader que j'ai une maladie autre que celle dont vous me soignez. J'ai compris depuis longtemps la nature et le pourquoi de mon mal. Seulement vis-à-vis de mon mari je resterai toujours ignorante, car *ma dignité m'impose d'ignorer ce que je ne saurais pardonner.* » Une autre, femme d'esprit — vous me pardonnerez l'anecdote — semblait absolument confiante dans mes diagnostics de fantaisie jusqu'au jour où elle me désabusa par le petit discours suivant : « Je vous suis bien reconnaissante, cher docteur, de toute la peine que vous avez prise depuis si longtemps pour me dissimuler le mal dont je suis atteinte ; et vous y auriez peut-être réussi sans mon mari et sans M. Littré : sans mon mari, qui cachait trop précieusement vos ordonnances pour ne pas me donner envie de les lire ; et je les ai lues, comme bien vous pensez ; — et sans M. Littré à qui vous avez oublié de faire une recommandation, celle de ne pas indiquer dans son dictionnaire la synonymie de votre fallacieux mot d'hydrargyre. »

Ainsi vont les choses assez fréquemment ; et cela n'est pas superflu à savoir pour la pratique.

Autre point, et celui-ci d'une importance capitale.

S'il est difficile, ainsi que nous venons de le voir, de traiter une femme de la syphilis sans qu'elle s'en doute, il est bien plus difficile encore de l'en traiter comme il serait désirable qu'elle le fût, comme vous voudriez qu'elle le fût, c'est-à-dire d'une façon sérieuse, prolongée, suffisante.

Je m'explique, et je ne craindrai pas d'insister sur ce point, car il s'y rattache un intérêt majeur qui mérite toute notre sollicitude.

Vous savez — et je ne cesse de vous le répéter ici — qu'on ne guérit la vérole ou, pour mieux dire, qu'on n'impose définitivement silence aux manifestations de la vérole qu'au prix d'un traitement long, très long, exigeant au minimum plusieurs années. Vous savez de plus que ce traitement, pour être efficace, a besoin d'une direction particulière, qu'il doit être tour à tour interrompu, repris, cessé, repris sous des formes diverses. Tout cela implique beaucoup de temps, beaucoup de patience, une surveillance médicale sinon assidue, au moins durable, prolongée. En un mot, la vérole est une maladie chronique dont on ne se débarrasse que par un traitement chronique, voilà le fait.

Or, jugez si, *en l'espèce*, un tel traitement sera facilement applicable.

D'abord, comment imposer ou faire accepter un traitement de ce genre à une femme qui ignore le mal dont elle est affectée, à qui vous n'avez pas le droit de dire quel est ce mal, quelles en sont les conséquences multiples, quels en sont les dangers d'avenir, etc. ?

De plus, comment faire accepter ce traitement à une femme qui est constamment abusée sur son état, à qui son mari, comme consolation ou comme atténuation d'une faute cependant inavouée, ne cesse de répéter chaque jour que « ce qu'elle a n'est rien, que cela sera bien vite passé, etc. ? »

Notez d'ailleurs que ledit mari, à un moment donné de la maladie, dès que les manifestations évidentes ont disparu, dès que la syphilis *ne s'affiche plus* par des symptômes extérieurs, devient pour vous un auxiliaire moins qu'empressé. Autant, au début, il a déployé de zèle pour obtenir de vous une médication active et pour en surveiller l'application, autant vous le trouverez refroidi plus tard, alors que, les accidents ostensibles s'étant effacés, il ne s'agit plus que d'insister sur un traitement préventif. Vous étiez « un sauveur », vous étiez le bienvenu dans sa maison il y a quelques mois. Mais actuellement que « tout est fini, qu'il n'est plus question de rien, » votre présence chez madame, vos visites, vos formules, votre traitement « qui, sans doute, a bien fait, mais qui pourrait avoir le mérite de durer moins longtemps, » tout cela devient pour lui un sujet d'agacement, d'irritation, d'inquiétude, en lui renouvelant des souvenirs fâcheux, en prolongeant une situation difficile, naturellement faite pour éveiller le soupçon. Bref, à parler net, ce mari n'aspire plus qu'à être débarrassé de vous (le mot n'a rien que de strictement exact), et votre disparition sera pour lui une véritable délivrance.

De là cette conséquence lamentable, à savoir : que *toute femme mariée, contractant la syphilis dans les conditions qui nous occupent, ne sera jamais que très insuffisamment, très incomplètement traitée, et restera par cela même exposée à des dangers d'avenir des plus graves.*

Telle est, messieurs, l'invariable histoire des femmes qui ont été contagionnées par leur mari. Au début de leur mal, ces femmes ont toujours été traitées quelque peu (réserve faite même pour certaines qui, grâce à l'égoïsme de leurs maris, ne l'ont pas été du tout). Elles ont été « blanchies », passez-moi l'expression vulgaire, mais consacrée. Puis, on s'est hâté de renoncer à un traitement qui aurait pu éveiller les soupçons et devenir compromettant pour le mari. Le plus tôt possible on a congédié le médecin, et *les choses en sont restées là.* Qu'advient-il alors ? C'est que la syphilis, bien entendu, ne perd pas ses droits sur ces malheureuses femmes, en dépit de leur qualité de femmes mariées, de femmes honnêtes; et dix ans, quinze ans, vingt ans plus tard, se produisent sur elles des accidents variés de forme, plus ou moins sérieux, très graves quelquefois, voire mortels.

Ajoutez à cela cette autre considération encore aggravante : que, survenant sur des femmes mariées, irréprochables, qui paraissent garanties de la syphilis par tout un passé de haute moralité et de légitime considération, ces accidents spécifiques de la *période tertiaire* risquent très souvent de rester méconnus, par conséquent ne sont pas soumis au seul traitement qui leur convienne, et ont toutes chances pour aboutir de la sorte aux terminaisons les plus désastreuses. Une erreur diagnostique est plus que facile à commettre en semblable occurrence sur la nature de ces accidents. D'abord, le médecin, en raison même de la qualité de la personne, je veux dire en raison même des antécédents *présumés* de sa cliente, ne songe pas à la syphilis ; il est à cent lieues de suspecter la syphilis dans le milieu honnête, respecté, vénérable, où il se trouve appelé. La suspecte-t-il, d'ailleurs, qu'il ne reçoit de sa malade aucun aveu, aucun indice, pour l'excellente raison que cette femme ne peut révéler un mal qu'elle a toujours ignoré. D'autre part, il n'est guère mieux éclairé — au moins habituellement — par le mari, peu empressé à faire revivre un passé compromettant, peu disposé à des confidences qu'il juge absolument inutiles, etc. De telle sorte que, règle presque générale, le diagnostic vrai n'est pas institué, à moins (ce qui est le cas exceptionnel) qu'il ne s'impose de par les caractères objectifs des lésions. Et je vous laisse à juger les conséquences d'une méprise en des conditions de ce genre, c'est-à-dire en face de lésions aussi graves que celles d'une syphilis tertiaire (1).

J'insiste, et je dis que, *chez la femme, rien n'est fréquent en pratique comme les accidents tertiaires de la syphilis contractée dans le mariage.* Les observations de cet ordre abondent et surabondent. Je les compte par centaines dans mes notes d'hôpital ou de ville. Et pour la plupart, pour l'énorme majorité, elles sont relatives, je le répète, à des femmes qui n'ont été traitées que d'une façon très insuffisante au début même de leur maladie, qui n'ont été traitées que juste le temps nécessaire pour dissiper les premiers accidents, pour « sauver les apparences » et exonérer au plus vite la responsabilité du mari.

(1) On dira peut-être : « Mais les antécédents de la malade seront connus de son médecin, lequel en conséquence n'aura pas à prendre le change sur les accidents qui peuvent survenir ultérieurement. » — Oui, répondrai-je, si le médecin appelé à constater ces derniers accidents est bien celui qui a traité originairement la malade. Mais au cas contraire ? Or, il est de nombreuses chances pour que ce cas contraire se présente fréquemment en pratique. Il y en a même d'autant plus qu'assez souvent — ceci est affaire d'expérience — le médecin qui reçoit mission de traiter de la syphilis une femme contaminée par son mari ne reste pas le médecin habituel, *ultérieur*, si je puis ainsi parler, de cette malade. Presque toujours il cède la place à un confrère après un certain temps, et cela du fait du mari, du mari défiant et peu soucieux de conserver près de sa femme le confident d'un passé compromettant. Donc, pour cette raison ou toute autre d'un genre différent, il arrive fréquemment que les antécédents de la malade restent méconnus, alors que d'eux seuls dépend le diagnostic à instituer sur la nature des accidents consécutifs.

Bien loin de moi, assurément, l'intention de prétendre que ce soit un froid et lâche calcul d'égoïsme qui conduise de la sorte nombre de maris à sacrifier l'avenir de leur femme aux intérêts propres de leur dignité, au souci personnel de dissimuler la faute dont ils ont été coupables. Ce serait là une accusation illégitime, exagérée, ridicule. Mais je ne puis m'empêcher de voir ce qui existe et de lire dans certains faits la condamnation qu'ils comportent. Je ne puis m'empêcher, par exemple, de condamner énergiquement la conduite de ces maris qui, pour éviter le soupçon, n'ont rien plus à cœur que d'abréger le traitement prescrit à leur femme, et qui compromettent la santé d'autrui pour sauvegarder ce qu'ils appellent « leur honorabilité ». Je ne puis m'empêcher aussi d'accuser de légèreté, d'imprudence, d'insouciance, etc., tels autres qui, une fois les premiers accidents disparus sur leur femme, ne se préoccupent plus au delà de ce qui pourra suivre, laissent aller les choses à-vau-l'eau, s'endorment dans une sécurité d'autant plus parfaite que leur santé propre ne se trouve pas en jeu, et préparent ainsi avec une indifférence absolue de redoutables catastrophes pour l'avenir.

Certes, les exemples à citer ne me feraient pas défaut ici pour justifier ce qui précède. Le suivant, entre beaucoup d'autres, pourra édifier vos convictions.

Une jeune fille de haute naissance se marie à un homme syphilitique et ne tarde pas à être contagionnée par lui. Grand émoi. M. Ricord est mandé aussitôt et traite la malade. Tout s'efface. Bien vite on tourne le dos à M. Ricord; il n'est plus question de lui; pour un peu on aurait juré ne l'avoir jamais connu.

Cependant la syphilis reste en puissance et se traduit coup sur coup par les néfastes résultats de trois grossesses qui amènent des enfants morts-nés.

Plusieurs années s'écoulent en paix. Puis, la jeune femme est prise d'accidents singuliers vers le nez. Elle ne cesse d'être « enrhumée du cerveau », et de rejeter par les narines d'abondantes mucosités sanieuses ou purulentes. Nombre de traitements de tous genres sont mis en œuvre, mais toujours sans résultat. Deux saisons d'eaux minérales sulfureuses ne produisent pas de meilleurs effets. Un médecin à cette époque suspecte la syphilis et interroge en ce sens la malade qui, dans l'ignorance de ses antécédents spécifiques, se défend tout naturellement par des dénégations indignées. Le mari, qui assiste à la scène, reste impassible et muet, persuadé que « sa femme a été guérie de ce qu'elle a eu jadis et que les accidents actuels n'ont rien à voir avec le *petit malheur* d'autrefois. » Cependant les lésions nasales progressent et s'aggravent jusqu'à aboutir, d'une part, à un ozène effroyable et, d'autre part, à la perforation du palais. Alors seulement la conviction du mari s'ébranle. Alors seulement il consent à faire rappeler M. Ricord, qui reconnaît aussitôt la nature spécifique de la maladie. Je suis mandé à mon tour et n'ai que le rôle facile de confirmer et le diagnostic et le traitement de mon savant maître. Mais à ce moment les lésions étaient devenues telles que tout le squelette nasal se trouvait en voie de nécrose. Trois années entières, cette malheureuse femme dut se condamner à une séquestration absolue, en raison de l'odeur insupportable qu'elle répandait autour d'elle et que toutes les médications imaginables ne parvenaient qu'à tempérer incomplètement. Elle ne guérit qu'après l'expulsion de très nombreux séquestres et la perte complète du palais.

De même j'ai dans mes notes quantité d'autres observations relatives à des femmes qui, après avoir gagné la syphilis de leur mari au début de leur mariage, n'ont été soumises qu'à des traitements *écourtés*, et ont abouti plus tard à des accidents tertiaires des plus graves : celle-ci, par exemple, à une syphilide phagédénique qui lui laboura le visage et la défigura horriblement ; — celle-là à la perte du nez ; — telle autre à un rétrécissement rectal qui dut être opéré et faillit enlever la malade ; — telle autre à une cirrhose qui, méconnue comme nature, l'emporta rapidement ; — telle autre encore à des lésions osseuses crâniennes et à des gommes cérébrales, qui produisirent successivement des accès épileptiformes, une hémiplégie, un affaissement graduel de l'intelligence, la démence et la mort ; — etc., etc.

Des accidents de ce genre, à coup sûr, n'ont rien que de très banal, et je ne vous les donne en rien comme constituant des manifestations propres à l'ordre des cas qui nous occupent en ce moment. Mais, à coup sûr aussi, ce qui est à la fois également remarquable et pénible, c'est que de tels accidents soient *communs dans le mariage* ; — c'est encore qu'ils se rencontrent fréquemment dans les hautes classes de la société, là où des conditions multiples de situation sociale, d'instruction, de civilisation, de moralisation, sembleraient devoir exclure de telles hontes ; — c'est enfin, et plus encore, qu'ils incombent souvent comme responsabilité à ceux-là mêmes qui, premiers auteurs du mal, avaient l'obligation de tout faire pour en conjurer les terribles conséquences et qui néanmoins, pour une raison ou pour une autre, se sont soustraits à ce strict devoir.

Aussi, Messieurs, en pareille circonstance, un rôle humanitaire s'impose-t-il à vous; et ce rôle, vous l'avez déjà compris à l'avance, vous l'avez déjà défini à part vous, dans le cours de la discussion qui précède. Ce rôle, c'est de prendre souci de la femme qui vous est confiée et vis-à-vis de laquelle jusqu'à présent vous n'avez été que le *complice du mari,* chargé de la tromper sur la nature et les conséquences possibles de sa maladie; — c'est, à défaut de ce mari égoïste ou indifférent, de protéger la santé de cette femme dans le présent et l'avenir; — c'est en un mot de tout mettre en œuvre par votre double influence de médecin et d'homme pour que cette femme bénéficie, à l'égal de tout autre malade, d'un traitement sérieux, prolongé, actif, suffisamment préservateur.

Il va sans dire qu'en nombre de cas ce rôle vous sera rendu facile par les bonnes dispositions du mari, homme de cœur, regrettant amèrement le malheur dont il est cause et prêt à tout faire pour réparer sa faute. Il vous suffira alors de lui expliquer les dangers d'avenir auxquels sa femme resterait exposée en l'absence d'un traitement suffisant, pour obtenir de lui tout ce qu'il est nécessaire d'obtenir, pour avoir carte blanche relativement à la direction et à la durée de votre intervention thérapeutique.

Mais, en revanche, attendez-vous à rencontrer d'autres cas où votre situation deviendra bien plus délicate, bien plus embarrassante, alors par exemple que vous aurez à compter avec l'égoïsme, l'indifférence, les préventions, les craintes, l'ignorance du principal intéressé. En semblable occurrence, ce sera affaire à vous, à votre tact, à votre expérience du cœur humain, de vous débattre avec ces difficultés de divers genres, au mieux des intérêts de votre cliente. Ce sera affaire à vous de soutenir cette lutte avec une habileté persévérante, et, finalement, si vous vous sentez débordé, de rappeler énergiquement au mari les devoirs qui s'imposent à lui comme à vous en pareille situation. Je ne vous dis pas assurément de faire alors un éclat, de vous poser en redresseur de torts, de prendre le rôle ridicule d'un Don Quichotte des dames. Mais ce que je vous dis, c'est, si vous y êtes forcé, d'attaquer de front la position, en tenant à ce mari un langage ferme et sévère, tel que le suivant, par exemple : « Sans doute, monsieur, il peut vous être souverainement désagréable que le traitement de votre femme ait besoin d'être prolongé encore et longtemps ; mais il n'est pas en mon pouvoir qu'il en soit autrement. J'ai accepté, pour vous sauver d'un mauvais pas, d'être votre complice vis-à-vis de madame, et je vous ai tenu parole. Mais je ne saurais aller plus loin, et je rejette absolument sur vous la responsabilité de ce qui pourrait suivre, au cas où, de votre fait, le traitement ne serait pas poursuivi comme il doit l'être. L'honneur et l'humanité exigent que vous fassiez pour votre femme ce que vous avez cru bon de faire pour vous. Laissez-moi donc achever l'œuvre commencée, en vue d'assurer une guérison qui doit être le but de nos communs efforts. »

Soyez sûrs, Messieurs, qu'en parlant de la sorte, en acceptant et en soutenant le rôle que je viens de vous tracer, vous remplirez un devoir moral auquel vous n'avez pas le droit de vous dérober. Soyez sûrs également que vous réaliserez un office salutaire, en arrachant de la sorte aux étreintes tertiaires de la diathèse de malheureuses femmes qui n'étaient pas faites pour la vérole et que l'égoïsme ou la légèreté de certains maris laisserait volontiers exposées à épuiser jusqu'au bout le calice de la maladie.

Ce n'est pas tout encore, et vous n'avez pas épuisé tous les embarras de la situation spéciale dont nous poursuivons l'étude.

D'autre part, en effet, vous aurez à compter plus d'une fois avec une difficulté d'un ordre différent, à savoir : avec les répugnances, avec les résistances qui surgiront de la part même de la principale intéressée, de la part même de la malade que vous avez à traiter; et votre attitude vis-à-vis d'elle ne sera pas toujours sans exiger de vous de certaines habiletés, voire une certaine tactique professionnelle. Je m'explique.

Vous avez guéri cette femme, je suppose, de ses premiers accidents. Tout a disparu, tout est au mieux. Et voilà que de rechef vous parlez d'un traitement nouveau! Mais pourquoi ce traitement? A quoi, à quelle indication répond-il donc? Etc. — Admettons que vos remèdes soient encore acceptés pour cette fois; mais quel accueil recevrez-vous, alors que vous reviendrez à la charge une troisième, une quatrième, une cinquième fois, etc. ? — Et cependant, c'est là une nécessité qui s'impose ; c'est là ce qu'il vous faut obtenir de votre malade ; sa guérison est à ce prix.

Cette difficulté — et tant d'autres du même genre — vous n'en viendrez à bout qu'à force de patience, de tact professionnel, d'habileté pratique. Vous n'en viendrez à bout que si vous avez su prendre sur votre cliente une autorité qui vous assure sa confiance et la rende docile à vos prescriptions.

Donc, en vue de l'avenir, ne négligez pas d'emblée, dès vos premières visites, de bien établir la situation, et cela dans le sens le plus favorable à l'intention que vous poursuivez. Assurément, vous avez l'obligation de taire à votre malade et le nom de sa maladie, et les dangers spéciaux auxquels elle l'expose, et les terribles conséquences qui pourraient en dériver à échéance indéfinie. D'autre part, néanmoins, ne commettez pas la faute de lui déclarer, comme le voudrait son mari, « qu'elle n'a *rien* », ou que « ce dont elle est affectée est une indisposition passagère, insignifiante, qui n'aura pas de suites, etc. » Tout au contraire, dès que vous le jugerez possible et opportun, exprimez nettement l'opinion que les symptômes actuels se rattachent à une maladie véritable, maladie que d'ailleurs vous déguiserez sous le pseudonyme honnête qui vous semblera le mieux de circonstance. Laissez pressentir que cette maladie sera probablement de longue durée, qu'elle pourra avoir des retours offensifs, des rechutes, des récidives. Affirmez que la disposition dont elle témoigne devra être l'objet d'une surveillance attentive, qu'elle guérira sans aucun doute, mais qu'elle exigera pour guérir des soins prolongés, etc., etc... Bref, préparez les voies, et prévenez les résistances, les rébellions que vous avez à craindre pour l'avenir, en motivant à l'avance la longue intervention thérapeutique qui vous sera nécessaire.

Certes, je ne prétends pas que vous deviez jeter l'effroi dans l'esprit de votre cliente. Cela serait absurde, déplacé. Mais, croyez-moi, vous iriez à l'encontre du but que vous poursuivez en la rassurant à l'excès, en ne lui laissant pas un certain degré d'appréhension vague qui vous servira d'utile auxiliaire. Tous les malades (et les femmes plus que d'autres) sont ainsi faits qu'ils ne se traitent pas quand ils croient n'avoir rien à redouter, quand ils n'ont pas « un peu peur », passez-moi le mot. N'oubliez pas cette disposition générale du cœur humain et mettez-la à profit pour les intérêts de votre cause, c'est-à-dire pour la sauvegarde de la malade dont la santé vous est confiée dans des conditions si particulièrement difficiles et délicates à tous égards.

IV

Quatrième ordre de cas : *mari syphilitique; — femme syphilitique et enceinte.*

Nous voici arrivés à la quatrième et dernière situation possible. Un homme s'est marié en dépit d'une syphilis non encore éteinte ; — il a contagionné sa jeune femme ; — et, de plus, cette femme est enceinte.

C'est là, inutile de le dire, la situation la plus grave entre toutes celles que nous avons étudiées jusqu'ici, la plus féconde en dangers, en péripéties de divers genres, comme aussi en difficultés pratiques pour le médecin.

Que peut-il, en effet, résulter d'un tel état de choses ?

D'abord, l'enfant procréé dans ces conditions, c'est-à-dire issu à la fois d'un père syphilitique et d'une mère syphilitique, est soumis au pronostic le plus grave. Il est destiné soit à mourir après quelques mois de vie intra-utérine, soit à venir à terme moribond ou mort-né, soit à naître avec la vérole.

De ces trois alternatives admettons la meilleure : l'enfant est né *avec la syphilis*. Or, que cet enfant soit confié à une nourrice saine, vous pouvez être sûrs qu'il lui transmettra l'infection ; cela est à peu près inévitable. — Cette nourrice, à son tour, pourra contagionner son propre enfant, pourra contagionner son mari, comme cela s'est vu tant et tant de fois. — Et je vous fais grâce encore des *ricochets* possibles de ces dernières contaminations.

Telles sont, sommairement, les perspectives que va nous offrir ce quatrième ordre de cas ; c'est donc là, à coup sûr, un sujet d'étude qui réclame toute notre attention.

Tout d'abord, je commencerai par vous donner courage en disant : La situation est très critique, très grave assurément ; mais enfin elle n'est pas désespérée, et cela ni pour le présent, ni à fortiori pour l'avenir.

Pour l'avenir, la chose n'est pas douteuse. Car, traitez

activement, méthodiquement, longuement, les deux époux syphilitiques, et vous pourrez faire qu'ils aient plus tard des enfants vivants, sains, exempts de tout phénomène spécifique.

Et même quant au présent, en ce qui concerne la grossesse actuelle, il n'est pas impossible — il n'est pas *impossible*, je ne dis rien de plus — que le traitement conjure un désastre complet. En d'autres termes, il n'est pas impossible que, soumise pendant la gestation à un traitement actif, la mère donne le jour à un enfant vivant et viable, voire à un enfant qui restera indemne de tout accident spécial.

Ainsi :

1° Maintes fois j'ai obtenu de la médication spécifique ce premier et inestimable succès de *prévenir l'avortement*, d'amener la grossesse à terme. L'enfant né dans ces conditions, il est vrai, n'échappait pas à la syphilis; mais il naissait viable, résistant, susceptible de tolérer la médication spécifique, susceptible, en un mot, de vivre avec la syphilis et de guérir de cette syphilis par un traitement ultérieur.

De cela les exemples sont si nombreux que je crois superflue toute citation particulière.

2° On a vu même, en pareilles circonstances, des enfants naître sains, indemnes de tout symptôme syphilitique. Exemple :

Un jeune homme se marie en pleine période secondaire, malgré l'avis de son médecin. Cinq mois plus tard, sa femme devient enceinte. Au deuxième mois de la grossesse, elle m'est amenée, et je constate sur elle des accidents spécifiques aussi manifestes, aussi indubitables que possible. Je la traite alors énergiquement, et je poursuis la médication avec vigueur pendant toute la durée de la gestation. J'ai le bonheur, d'abord, d'amener la grossesse à terme. En outre, l'enfant naît sain, bien portant, presque moyen de développement. Il continue à vivre et reste exempt de toute manifestation spécifique. Je l'ai observé minutieusement pendant quinze mois environ, au delà desquels je l'ai perdu de vue, et je puis garantir que, durant toute cette période, il n'a pas présenté le moindre phénomène suspect.

M. Langlebert a relaté un fait presque identique : « Mme X..., raconte-t-il, se maria en novembre 1869 avec un de mes clients que je traitais depuis quelques mois pour une syphilis constitutionnelle... Elle devint immédiatement enceinte, et dut contracter presque aussitôt la maladie de son mari ; car elle achevait à peine le troisième mois de sa grossesse, qu'une roséole confluente lui couvrait le corps. Des croûtes noirâtres disséminées sur le cuir chevelu, une alopécie très prononcée, une adénopathie cervicale, des plaques muqueuses amygdaliennes de forme ulcéreuse, tout en un mot semblait indiquer chez elle le début d'une syphilis assez grave, qu'elle devait fatalement transmettre à son enfant, si toutefois cet enfant voyait le jour, ce qui paraissait alors bien peu probable. Je prescrivis aussitôt à Mme X... des pilules de sublimé ; plus tard, je la soumis à l'usage de l'iodure de potassium, tout en continuant le mercure. La grossesse suivit régulièrement son cours ; et, vers la fin d'août 1870, Mme X... accoucha d'une fille assez chétive, mais bien portante, qu'elle nourrit elle-même, d'après le conseil que je lui avais donné... Or, cette enfant n'a pas cessé un seul instant de se bien porter. Elle n'a rien eu sur le corps, ni taches, ni boutons, ni le moindre symptôme d'apparence suspecte. Aujourd'hui elle a un peu plus de deux ans; elle est grande, bien développée, et se porte à merveille. Elle a donc échappé à la syphilis ; et ce résultat, elle le doit au traitement, qui seul a pu la préserver d'une infection que l'état de sa mère, durant la gestation, devait rendre fatale, inévitable (1). »

Des succès de ce genre, obtenus dans des conditions aussi défavorables, sont bien faits à coup sûr pour encourager le médecin et lui indiquer la ligne de conduite à suivre en pareille circonstance.

Cela posé, venons aux indications à remplir dans l'ordre de cas qu'il nous reste à étudier.

Relativement au mari, rien que de très simple. Rien autre à faire que de lui prescrire le traitement usuel de la diathèse.

Mais c'est la femme surtout qui se recommande actuellement à notre sollicitude. Cette femme, il faut la traiter, et la traiter avec d'autant plus de soin, de méthode, d'attention, de vigilance, qu'elle représente deux malades, si je puis ainsi dire, deux existences à sauvegarder.

Et, en effet, il s'agit d'elle d'abord ; mais il ne s'agit pas moins aussi de l'enfant qu'elle porte dans son sein, de l'enfant plus menacé qu'elle, et que nous ne pouvons atteindre, protéger, que par elle.

Donc, *traiter la mère*, voilà l'indication capitale qui se présente à remplir.

(1) *La syphilis dans ses rapports avec le mariage*, p. 237.

Eh bien, Messieurs, cette indication si simple, si rationnelle, et d'ailleurs si complètement légitimée par l'expérience, n'allez pas croire qu'elle soit acceptée de tous. Elle a des adversaires. Elle a soulevé des objections, elle a donné lieu à des controverses, qui récemment encore agitaient l'une de nos Sociétés savantes.

On a dit : « Quoi ! Cette femme *enceinte*, vous allez la traiter, et la traiter comment? Vous allez lui prescrire *du mercure?* Mais ce mercure, ne craignez-vous pas qu'à des titres divers il ne lui devienne singulièrement préjudiciable ? Est-ce que d'abord il ne va pas augmenter, compliquer les troubles gastriques de la grossesse? — Est-ce qu'il ne va pas ajouter son action anémiante propre, spéciale, à l'anémie, à l'hydroémie de la grossesse? — Et surtout, danger capital, ne court-il pas risque de provoquer l'avortement? Car on voit d'une façon journalière l'avortement se produire sur des femmes syphilitiques traitées par le mercure. Etc., etc... »

A tout cela, Messieurs, notre réponse sera aussi formelle, aussi catégorique que possible.

Oui, sans doute, dirons-nous, le mercure *mal administré* serait passible de telles objections. Oui, sans doute, avec le mercure donné sous de certaines formes ou à de certaines doses, nous pourrions produire les accidents précités, c'est-à-dire exaspérer les troubles gastriques, accroître l'anémie, voire à la rigueur favoriser ou déterminer l'avortement (1). Mais là n'est pas la

(1) V. Ad. Lizé, *Influence de l'intoxication mercurielle lente sur le produit de la conception* (*Union médicale,* 1862, t. I, p. 106). — H. Hallopeau, *Du mercure, action physiologique et thérapeutique* (Thèses d'agrégation, Paris, 1878).

question, et nous n'avons en rien à nous préoccuper des résultats possibles de l'usage toxique ou professionnel du mercure. Ce qui seulement se trouve en cause ici, c'est une administration sagace et prudente du mercure *comme remède*, c'est un *traitement mercuriel* approprié aux forces et aux conditions spéciales de la malade. Or, non seulement un traitement de ce genre, méthodiquement institué et surveillé, restera innocent des dangers qu'on lui suppose, mais encore il constituera en l'espèce le meilleur et le plus sûr moyen dont nous disposions pour mener à terme la grossesse et sauvegarder le fœtus.

D'ailleurs, entrons dans les détails et discutons point par point les diverses objections qui précèdent. La chose en vaut la peine, puisque l'existence d'un enfant se trouve en jeu ici et dépend de l'intervention ou de la non-intervention médicale.

I. — D'abord, en ce qui regarde les troubles gastriques, l'expérience démontre que nous pouvons les éviter facilement. Nous nous garderons d'administrer à nos malades le sublimé, le bi-iodure, le sirop de Gibert, ou toute autre préparation analogue mal tolérée par les femmes en général, mal tolérée surtout par les femmes en état de grossesse. Nous aurons soin de prescrire d'autres composés mercuriels qui ne risquent pas d'offenser au même degré les fonctions digestives. Nous prescrirons, par exemple, le proto-iodure, remède plus doux, qui, à dose moyenne de cinq à huit ou même dix centigrammes par jour, est habituellement bien accepté par l'estomac. D'une façon courante, journalière, nous administrons ici le proto-iodure à nos femmes syphilitiques en état de grossesse, et, neuf fois sur dix, nous le voyons rester inoffensif sur les fonctions gastro-intestinales. Détermine-t-il par exception quelque malaise, quelque désordre gastrique ou intestinal, nous arrivons presque toujours à le faire tolérer par un expédient quelconque, soit en le donnant avant les repas ou dans le cours des repas, soit en lui associant une petite dose d'opium, soit en prescrivant quelque adjuvant digestif, tel que le vin de quinquina, le vin de gentiane, le café, etc.

Que si, d'ailleurs, l'estomac se montrait rebelle à ce remède, que si des troubles gastriques ou intestinaux venaient à être déterminés par lui, resterait toujours une ressource pour faire bénéficier la malade de l'influence mercurielle sans nuire aux fonctions digestives. Cette ressource, vous l'avez désignée à l'avance : c'est le recours aux *frictions mercurielles*, mode de traitement dont l'énergique action n'est plus à démontrer d'une façon générale et qui a été vivement préconisé d'une façon spéciale par quelques médecins, comme particulièrement favorable aux femmes syphilitiques en état de gestation.

II. — La seconde objection est toute théorique. Jamais, pour ma part, je n'ai vu l'anémie de la grossesse s'accroître sous l'influence d'un traitement mercuriel sagement conduit. Et, quant à l'anémie spéciale de la syphilis, il est actuellement bien démontré qu'elle a son véritable remède dans le mercure. On a dit avec toute raison qu'au point de vue des phénomènes d'anémie spécifique « le mercure est le fer de la vérole ».

III. — Enfin, il est absolument faux que le mercure favorise l'avortement dans la syphilis, comme le redoutent certains médecins.

De ce qu'il n'est pas rare de voir des femmes syphilitiques avorter dans le cours ou à la suite d'un traitement mercuriel, on a induit qu'en pareil cas l'avortement est imputable au mercure. L'induction, en vérité, n'est rien moins que très illégitime ; elle est même, dirai-je, dénuée de tout fondement, car elle néglige, elle met hors de cause un facteur plus qu'essentiel en l'espèce, à savoir la maladie même, la syphilis. *Elle attribue au traitement ce qui est un résultat de la maladie.* Inutile, en effet, de vous rappeler encore que la syphilis constitue une prédisposition des plus puissantes à l'avortement ; il est même peu d'états morbides qui lui soient comparables à ce point de vue et qui fournissent un contingent aussi considérable à la somme totale des avortements (1). Aussi bien, lorsqu'une femme syphilitique soumise au traitement mercuriel vient à faire une fausse couche, est-on autorisé à rapporter cette fausse couche, non pas à l'influence du mercure, mais à la seule influence de la diathèse spécifique.

De cela voulez-vous la preuve? Cette preuve, nous la trouvons dans ces deux résultats de l'expérience clinique, à savoir :

1° Que quantité de femmes syphilitiques avortent sans avoir jamais pris un atome de mercure. Ce premier fait est banal à force d'être fréquent.

(1) Je me permets à ce propos de renvoyer le lecteur à un chapitre de mes *Leçons sur la syphilis étudiée plus particulièrement chez la femme*, p. 955 et suiv. — V. aussi *Pièces justificatives*, note 1.

2° Que nombre de femmes syphilitiques qui, laissées sans traitement, ont fait une série de fausses couches, n'aboutissent à mener une grossesse à bon terme qu'après avoir subi un traitement mercuriel. C'est là un point sur lequel j'ai déjà insisté longuement dans ce qui précède et qu'il suffira, je pense, d'énoncer à nouveau sans plus amples développements.

Aussi l'opinion qui considère le mercure comme une cause d'avortement dans la syphilis ne saurait-elle prévaloir contre ce que j'appellerai l'évidence clinique, c'est-à-dire contre la masse imposante de faits cliniques qui, recueillis de toutes parts, relatés par des observateurs exerçant leur art sur les théâtres les plus différents, s'accordent tous néanmoins, non pas seulement à disculper le mercure de cette accusation spéciale, mais encore à le présenter comme la meilleure sauvegarde que nous possédions contre les tendances abortives de la syphilis. Cette opinion, je la condamne énergiquement pour ma part ; je n'hésite même pas à la qualifier de *désastreuse* en l'espèce, car elle a pour conséquence logique de priver du bénéfice d'un remède puissant les femmes syphilitiques en état de gestation, ce qui réalise le plus sûr moyen de les condamner aux chances probables de l'avortement.

Au reste, à de très rares exceptions près, l'accord est fait aujourd'hui sur la question ; et, sans insister davantage, je résumerai ce qu'on peut appeler l'état actuel de la science relativement au sujet qui nous occupe, en formulant les deux propositions suivantes :

1° Le mercure n'empêche pas toujours l'avortement

de se produire chez les femmes syphilitiques ; — mais rien ne démontre qu'il y contribue jamais, alors du moins qu'il est administré à doses thérapeutiques, non excessives, non toxiques ;

2° D'une façon très évidente, il réussit souvent à prévenir l'avortement, à prolonger la grossesse, à la conduire jusqu'à son terme normal (1).

(1) Que d'autorités n'aurais-je pas à invoquer ici ! Citons au hasard :

«... Je serais tenté de mettre la syphilis au nombre des causes les plus fréquentes de l'avortement..... On peut cependant être très certain de détruire cette cause d'avortement dès qu'on a pu la reconnaître. *Le mercure convenablement administré réussit presque toujours.....* On craint communément de recourir au mercure pendant la grossesse parce qu'on s'imagine qu'il peut causer l'avortement. Mais une grande expérience m'a convaincu que cette opinion était dénuée de tout fondement, et qu'en usant de prudence on pouvait administrer le mercure dans tous les temps de la grossesse, à une dose convenable pour guérir tous les symptômes de syphilis, sans nullement nuire à la mère et à l'enfant..... Lorsqu'une femme grosse est évidemment attaquée de syphilis, ou même lorsque j'ai de fortes raisons pour l'en croire infectée, je n'hésite jamais à lui faire passer les grands remèdes ; ce parti m'a toujours paru avantageux, etc... » (Benjamin Bell, *Traité de la gonorrhée virulente et de la maladie vénérienne*, trad. de Bosquillon, t. II, p. 608.)

— « La gestation, loin de s'opposer à ce que des soins énergiques soient donnés, exige encore plus d'attention et de sage promptitude. J'ai vu bien plus d'avortements chez les femmes syphilitiques non traitées que chez celles qui, prises à temps, étaient soumises à une médication méthodique. » (Ricord, *Traité pratique des maladies vénériennes*, 1838.) Et ce que M. Ricord entend ici par une « médication méthodique » n'est autre que le traitement usuel de la syphilis par le mercure.

— « Le traitement mercuriel est regardé à Lourcine comme le *préservatif de l'avortement.* » (Coffin, travail cité.)

— «... Administré convenablement, le mercure est pour l'enfant un préservatif des plus puissants ; et, comme l'a établi M. Vannoni (*Il raccogl. med.*, août 1872), s'il ne met pas plus souvent obstacle à l'avortement, c'est qu'on ne le donne pas assez tôt ou pas assez longtemps..... Il y a une telle urgence à prendre en considération la grossesse dans la thérapeutique de la syphilis qu'on a vu un traitement mercuriel administré à des femmes enceintes préserver les enfants nés des pre-

Donc, alors que nous rencontrerons en pratique une femme syphilitique en état de grossesse, notre premier soin devra être de la soumettre au traitement spécifique. Et, si cette femme — comme c'est d'ailleurs le cas dans l'ordre de situations que nous étudions ici — se trouve affectée d'une syphilis encore jeune, réclamant l'emploi du mercure, nous n'hésiterons pas à prescrire le mercure. Nous le prescrirons sans doute à doses modérées, appropriées aux forces et à la tolérance gastrique de la malade, mais nous le prescrirons d'une façon active, soutenue, prolongée, véritablement efficace, suffisante en un mot pour réaliser le but que nous poursuivons.

mières couches et laisser la maladie sévir sur ceux des grossesses ultérieures qu'on avait abandonnées à elles-mêmes. » (Rollet, *Traité des maladies vénériennes*, Paris, 1865.)

— « On a beaucoup exagéré les dangers des préparations mercurielles chez les femmes enceintes ; on reconnaît au contraire aujourd'hui qu'elles leur rendent d'*immenses services*, lorsque la syphilis a été la cause soupçonnée des avortements antérieurs, car la maladie peut rester latente chez la femme ou n'atteindre que le fœtus. C'est sans doute dans ces cas de cause obscure que Yung, Beatty, Russel, en Angleterre, ont obtenu les succès dont ils rapportent tout l'honneur au mercure. » (Devilliers, article *Avortement* du *Nouveau dictionnaire de médecine et de chirurgie pratiques*, t. IV, p. 323.)

— «... Sans aucun doute, l'administration du mercure, de l'iode et d'autres médicaments qui contiennent un principe toxique, portée au point de produire une sorte d'intoxication chronique, est une cause puissante d'avortement, et les faits d'avortement attribués au mercure ne sont pas tous des erreurs d'interprétation... Mais il n'est pas moins vrai, et l'observation le confirme tous les jours, que, pour tout esprit dégagé d'idées préconçues, un traitement par le mercure ou par toute autre substance active pour combattre, pendant la grossesse, des symptômes syphilitiques, détruire une diathèse ou fortifier la constitution, loin d'être un danger, est au contraire un avantage pour la mère et pour l'enfant, si ce traitement est dirigé avec prudence et à doses modérées. » (Jacquemier, article *Avortement* du *Dictionnaire encyclopédique des sciences médicales*, t. VII, p. 539.)

Et ce traitement, Messieurs — je ne crains pas de le répéter encore en terminant — nous l'instituerons avec d'autant plus de soin, nous le surveillerons avec d'autant plus de méthode, de sollicitude, de vigilance, qu'il ne s'agit pas ici seulement d'une malade à guérir, mais qu'avec cette malade et de par elle il est une autre existence à sauvegarder, celle de l'enfant qui partage intimement à cette époque les destinées de sa mère.

V

Nous venons de passer en revue dans ce qui précède les quatre situations diverses qui peuvent se présenter alors que la syphilis a été introduite dans un ménage par un mari syphilitique. Et, à propos de chacune de ces situations, j'ai essayé de vous tracer la ligne de conduite à suivre pour le médecin, de déterminer les indications multiples auxquelles il nous incombe de satisfaire en pareille occurrence.

Notre sujet, cependant, n'est pas encore tout à fait épuisé.

Un point essentiel et des plus pratiques me reste à vous signaler ; c'est par lui que je terminerai notre conférence actuelle.

Ce point est relatif à un véritable devoir *social* (vous verrez si ce mot a rien d'exagéré), qui s'impose au médecin dans les circonstances particulières que nous venons d'étudier ; devoir évident, indéniable, dont l'accomplissement est fécond en utiles résultats, et cependant devoir souvent omis, négligé, transgressé même dans la pratique courante, au grand détriment de ceux que nous avons mission professionnelle de protéger.

La plupart de nos classiques restent absolument muets sur la question qui va suivre. Vous me permettrez donc de la traiter avec quelques détails, pour vous en montrer et l'importance et les difficultés pratiques.

Lorsque la syphilis est entrée dans un ménage, il y a grand risque, comme nous l'avons établi précédemment, que l'enfant issu de ce ménage naisse entaché de syphilis.

Or, cet enfant, à le supposer syphilitique, apporte évidemment avec lui des *dangers de contagion*. C'est-à-dire : il est possible que la syphilis dont il est affecté s'irradie de lui sur les personnes qui l'entourent, qui sont appelées à lui donner des soins, qui, sous des formes diverses, se trouvent en contact avec lui.

Eh bien — et c'est là le point sur lequel je veux appeler votre attention — qu'arrivera-t-il, si cet enfant vient à être confié à une nourrice ? La réponse est facile : c'est que presque infailliblement cet enfant contagionnera cette nourrice.

Voilà donc, de la sorte, la syphilis sortant de la famille de l'enfant et frappant une personne étrangère. Premier malheur, première conséquence déplorable de la situation qui nous occupe actuellement.

Mais ce n'est pas tout. Vous savez, pour me l'avoir entendu répéter ici bien souvent (1), quelle faculté sin-

(1) V. *Nourrices et nourrissons syphilitiques*, Leçons professées à l'hôpital Saint-Louis, Paris, 1878, A. Delahaye.

gulière d'expansion, d'irradiation, présente la syphilis des nourrissons et des nourrices, laquelle se propage ou peut se propager par une série de *ricochets* inattendus, de façon à constituer une source de contaminations multiples. Combien de fois, par exemple, n'est-il pas arrivé qu'un nourrisson syphilitique ait infecté plusieurs personnes de son entourage (1), ou

(1) Exemple du genre : Une nourrice infectée de syphilis arrive dans un jeune ménage dont l'enfant lui est confié. Elle contagionne cet enfant. La nature des symptômes morbides reste méconnue tout d'abord, comme cela devait être presque forcément, si bien qu'on ne se tient pas en garde contre les dangers possibles d'une contamination. Qu'arrive-t-il ? C'est que l'enfant contagionne à son tour : 1° sa mère ; — 2° sa grand'mère ; — 3° et 4° deux bonnes de la maison, filles absolument irréprochables et *vierges*.

Et la jeune mère à son tour, quelques mois plus tard, transmet la contagion à son mari.

Je l'ai dit bien souvent, *rien n'est dangereux comme un enfant syphilitique pour son entourage*. Les mille soins qu'exige l'élevage d'un nouveau-né, les baisers, les tendresses qu'on lui prodigue, servent d'origine à de faciles et fréquentes contaminations. J'ai dans mes notes, à ne parler que de faits observés par moi, une douzaine de contagions de cet ordre. C'est ainsi, par exemple, qu'une grand'mère, âgée de 65 ans, fut contagionnée par son petit-fils qu'elle faisait manger à la cuiller, en ayant soin de porter chaque cuillerée à sa bouche avant de la présenter à l'enfant ; très certainement le virus fut transmis de la sorte des lèvres du nouveau-né à celles de la grand'mère. — De même, je donne actuellement mes soins à une jeune femme qui a été contagionnée par son enfant, contagionné lui-même par une nourrice. — Mon savant collègue, M. Hillairet, m'a raconté le fait suivant : Un jeune homme affecté de syphilis se marie prématurément et ne tarde pas à contagionner sa femme. Un enfant naît de ce ménage, présente quelques semaines plus tard des accidents de syphilis héréditaire, et infecte sa nourrice. Confié alors à ses grands-parents maternels, il leur transmet la contagion à l'un et à l'autre par l'intermédiaire d'un biberon. Le grand-père et la grand'mère avaient l'habitude d'amorcer le biberon avec leurs lèvres, et cela sans prendre la précaution de l'essuyer alors même qu'il sortait de la bouche de l'enfant. Or, l'enfant étant affecté de syphilides labiales, l'un et l'autre furent contagionnés à la bouche et présentèrent un chancre induré labial, bientôt suivi d'accidents généraux.

bien qu'une nourrice contagionnée par un enfant syphilitique ait transmis la maladie soit à son propre enfant, soit à son mari, soit à un nourrisson étranger ? Et combien de fois aussi chacune de ces contagions nouvelles n'est-elle pas devenue à son tour l'origine d'autres contagions ?

Les cas dans lesquels se sont produites ces *cascades* de contagions, si je puis ainsi parler, issues comme origine première de la syphilis d'un nouveau-né, abondent et surabondent. Ils pullulent, sans exagération, dans la science. Je vous en ai cité un grand nombre l'année dernière, en vous faisant l'histoire de la *syphilis des nourrices et des nourrissons*. Laissez-moi, comme types du genre, vous rappeler sommairement les trois observations suivantes.

I. — Un jeune homme affecté de syphilis se marie prématurément. Il ne tarde pas à contagionner sa femme. — Un enfant né de ce mariage est confié à une nourrice et contagionne cette nourrice. — Celle-ci, à son tour, transmet la syphilis à son enfant, d'abord ; — puis à un autre nourrisson ; — puis, deux mois plus tard, à son mari (1).

II. — Un enfant syphilitique, né dans de bonnes conditions apparentes, est confié à une nourrice qu'il infecte bientôt. — Cette nourrice, qui allaitait en même temps un autre nourrisson, contagionne cet enfant, qui ne tarde pas à mourir. — Elle prend alors un troisième nourrisson, lequel contracte la syphilis à son tour et meurt. — Une autre nourrice, amie de la pré-

(1) V. *Pièces justificatives*, note V.

cédente, ayant par obligeance donné le sein à ce dernier enfant, reçoit de lui la syphilis ; — elle infecte alors son nourrisson.

Veuillez compter, Messieurs. Cela fait bien 5 contagions de syphilis et 2 morts.

III. — Autre exemple, celui-ci relaté par un de nos plus distingués collègues, M. le Dr Dron (de Lyon). Un enfant syphilitique infecte sa nourrice. — Cette nourrice, pour se dégorger les seins, donne à téter à trois nourrissons, lesquels prennent tous trois la syphilis. — Chacun de ces trois enfants infecte sa mère. — Chacune de ces trois mères infecte son mari (1).

Comptez encore : 10 contaminations syphilitiques dérivant par ricochet de la syphilis d'un nourrisson ! Et les choses s'en sont-elles tenues là (2) ?

Inutile d'ajouter d'ailleurs, à un autre point de vue, ce que vous pressentez bien, ce qui va sans dire, à savoir : que les syphilis dérivant d'une telle origine ont toutes chances pour rester méconnues, au moins pendant un certain temps, et en conséquence pour être abandonnées à elles-mêmes, laissées sans traitement. Aussi ne sauraient-elles manquer et n'ont-elles pas manqué en nombre de cas d'aboutir à de véritables

(1) Achille Dron, *Mode particulier de transmission de la syphilis au nourrisson par la nourrice dans l'allaitement*, Lyon, 1870.

(2) Parfois même (mais ceci n'est plus qu'exceptionnel, il est vrai) de semblables cascades de contagion ont fait un nombre de victimes plus considérable encore. C'est ainsi qu'on a pu voir un nourrisson syphilitique importer dans un petit pays 16, 18, 23 syphilis, et devenir l'origine d'une sorte de petite épidémie locale (V. Amilcare Ricordi, *Sifilide da allattamento e forme iniziali della sifilide*, Milan, 1865).

catastrophes, soit, par exemple, à la mort des nourrissons contaminés par leurs nourrices, soit à des accidents graves développés sur la nourrice ou sur les autres personnes devenues victimes de semblables contagions (1).

Or, pour en revenir à notre sujet, ce sont précisément, Messieurs, les dangers de ce genre que le médecin doit avoir en vue alors qu'il se trouve en position de les prévenir, comme dans telle ou telle des situations diverses que nous avons envisagées jusqu'ici. Ces dangers, il les connaît, il sait qu'ils vont se produire s'il n'intervient pas; c'est donc affaire à lui d'intervenir pour les conjurer. Et ici commence pour lui un véritable devoir que, sans exagération, j'ai cru pouvoir qualifier précédemment de devoir *social,* puisqu'il a pour visée et pour résultat la sauvegarde des intérêts de la société. Ce devoir, je ne crains pas de le dire, *s'impose au médecin,* qui serait coupable de le négliger, de s'y dé-

(1) Exemples du genre, pris entre beaucoup d'autres :

I. — Un enfant, né d'un père syphilitique, est confié à une nourrice saine. Il ne tarde pas à présenter divers accidents syphilitiques et contagionne sa nourrice. — Celle-ci, à son tour, contagionne son mari. — Le mari est affecté d'une iritis et *perd un œil*. — La femme est prise, quelques années plus tard, d'une paralysie syphilitique à laquelle elle *succombe* (Dr Delore, de Lyon).

II. — Un de mes clients, syphilitique, se marie malgré moi, et transmet la syphilis à sa femme dans les premiers temps de son mariage. — Naît un enfant, qui (à mon insu, je crois inutile de le dire) est confié à une nourrice. Cet enfant ne tarde pas à présenter de nombreux symptômes de syphilis, et infecte sa nourrice. — Cette femme, à son tour, contagionne : 1° son enfant, qui *meurt* en quelques mois ; 2° son mari. — Affectée d'une iritis grave, elle *perd un œil.* — Un an plus tard, elle accouche d'un enfant qui présente des accidents graves de syphilis et meurt à l'âge de deux mois.

rober ; d'autant qu'en y satisfaisant il satisfera du même coup aux intérêts de son client.

Cela posé en principe, venons à l'application.

Circonscrire la vérole dans son foyer originel, de façon à l'empêcher de déverser ses ravages au dehors, tel est l'objectif à réaliser. Or, comment y parvenir ?

Il n'est pour cela qu'un moyen pratique. C'est de faire en sorte que l'enfant syphilitique, origine première des dangers que nous cherchons à conjurer, reste dans sa famille et soit nourri là *par sa mère*.

De toute évidence, en effet, s'il ne sort pas du foyer paternel et s'il reçoit là le sein de sa mère, il n'aura pas occasion de transmettre à une nourrice et à des personnes étrangères la redoutable contagion dont il porte le germe.

Donc, c'est à ce résultat que doit tendre le médecin. Il faut que par son influence, par ses conseils, par son autorité morale, il prépare une situation qui sauvegardera les intérêts de tous, au lieu de laisser une situation différente et préjudiciable à tous s'organiser en dehors de lui, indépendamment de lui. Il faut, à parler net :

1° Qu'il retienne le nouveau-né, issu de parents syphilitiques, sous le toit qui l'a vu naître, de façon à surveiller cet enfant, à le traiter, si besoin est, et dans ce cas à éteindre le plus hâtivement possible les manifestations contagieuses qui pourraient surgir ;

2° Et surtout il faut qu'il s'oppose de toutes ses forces à ce que cet enfant soit confié à une nourrice ; il faut qu'il fasse accepter de la famille comme une nécessité formelle, inéluctable, l'allaitement de cet enfant par le sein maternel.

Venons à la pratique. Que faire, en somme, dans cette intention et pour parvenir à ce résultat?

Ceci : au moment propice, alors que la grossesse déjà avancée de la mère permettra d'espérer un accouchement à terme, s'adresser au mari et lui exposer catégoriquement la situation, avec tous les dangers qu'elle comporte ; — lui dire que son futur enfant court des risques sérieux d'hérédité syphilitique ; — lui faire comprendre que, dans ces conditions, l'enfant ne saurait être confié à une nourrice, laquelle presque inévitablement ne tarderait guère à subir la contagion; — lui dérouler, sans lui faire grâce d'aucune, toutes les conséquences d'une telle contagion : justes et bruyantes récriminations de la nourrice, éclat scandaleux, procès possible, publicité humiliante, etc.; — conclure finalement par l'obligation absolue qui s'impose à la mère de nourrir son enfant, seul parti moral, honnête et utile à la fois, qui puisse sauver la situation.

« Donc, ajouterez-vous, faites en sorte, monsieur, *que votre femme nourrisse*. Tout est là, dans l'intérêt de tous, dans le vôtre et dans celui de l'enfant. Acceptez cela comme une obligation absolue, comme une nécessité indispensable, vu les conditions où vous vous trouvez placé. En conséquence, si madame a dessein de nourrir, gardez-vous de l'en détourner. Et, si elle n'y est pas disposée, prenez les devants, agissez énergiquement sur elle, par tous les moyens que vous pourrez imaginer, pour modifier sa résolution. Car, à tous égards, je vous le répète encore, c'est elle, et elle seule, qui doit servir de nourrice à votre enfant. »

La situation étant présentée de la sorte, il sera bien

rare que le médecin n'obtienne pas ce qu'il a en vue. Conséquemment l'objectif qu'il poursuit sera réalisé : l'enfant syphilitique ou suspect de syphilis restera dans sa famille et sera allaité là par la mère ; *d'où la sauvegarde d'autrui* (1).

(1) Si je n'avais longuement développé ce sujet dans un autre travail, j'aurais eu à insister ici sur de nombreux détails de pratique que je passe sous silence. Il me paraît indispensable cependant d'ajouter à ce qui précède quelques considérations relatives à un point d'importance particulière. Je les emprunterai à mes *Leçons sur les nourrices et les nourrissons syphilitiques* (Paris, A. Delahaye, 1878).

«... N'espérez pas, Messieurs, que votre conseil de confier l'allaitement à la mère soit toujours accepté sans opposition. Sans parler de raisons qui n'en sont pas, de raisons basées sur de prétendues convenances, sur des exigences mondaines ou autres, on vous objectera souvent que la mère est « bien faible pour nourrir », qu'elle ne saurait supporter les fatigues de l'allaitement sans danger pour elle-même, etc. Insistez, car il est bien rare qu'une femme ne puisse, au moins pour quelques mois, allaiter un enfant. Insistez et dites ceci : Soit, madame ne nourrira pas tout le temps qu'un enfant doit en général être nourri ; mais elle fera *le possible*, et c'est là seulement ce que nous lui demandons. Qu'elle donne au moins le sein *pendant les premiers mois ;* cela nous permettra d'attendre, et nous aviserons au delà. En tout cas, il y a utilité, urgence à ce que madame nourrisse pendant quelques mois ».

« Et pourquoi cela, Messieurs? Pourquoi solliciter tout au moins ces quelques mois d'allaitement maternel? C'est que la syphilis infantile, quand elle doit se révéler, se révèle, sinon absolument toujours, du moins presque toujours dans les deux ou trois premiers mois. Sur 158 cas, M. Diday l'a vue faire éclosion 146 fois dans ce délai. De tels chiffres ont une signification telle qu'ils nous dispensent de tout commentaire.

« Donc, ces quelques mois d'allaitement maternel peuvent nous servir ici et de *critérium sur la santé de l'enfant* et de *guide pour la conduite à tenir ultérieurement.*

« Et, en effet :

« 1° Si, dans ce laps de temps, la syphilis s'est révélée sur l'enfant, tout est dit. L'enfant alors doit subir le sort commun de tous les enfants syphilitiques. Dans aucun cas, il ne peut être confié à une nourrice, et c'est là l'essentiel à connaître au point de vue qui nous occupe actuellement, au point de vue de la sauvegarde générale.

« Dans cette première alternative, ou bien l'allaitement maternel devra

Or, ce résultat, Messieurs, n'en doutez pas, sera un service considérable, capital, rendu à la prophylaxie publique. Pour vous en convaincre, veuillez repasser dans votre esprit ce que je vous disais l'année dernière, en vous traçant l'histoire de la syphilis des nourrices et des nourrissons. Rappelez-vous la fréquence de ces contagions transmises par l'allaitement ; rappelez-vous les conséquences désastreuses, lamentables, qui en dérivent, les catastrophes matérielles auxquelles elles peuvent aboutir, les misères morales qu'elles étalent au grand jour, les procès scandaleux qu'elles suscitent quelquefois, les humiliations et les hontes qu'elles déversent sur les familles, etc.

A tous égards, donc, il importe que le médecin — alors qu'il le peut, et il le peut souvent — mette un frein à de telles contagions, en circonscrivant la vérole dans son foyer originel, en l'empêchant de porter ailleurs ses dangereuses souillures. C'est là pour lui une obligation professionnelle vis-à-vis de la société, obligation à laquelle il ne saurait faillir.

être prolongé, si cela est possible, ou bien force sera de recourir à tel ou tel de ces procédés spéciaux que je vous indiquais précédemment comme pouvant servir à l'élevage des enfants syphilitiques (recours à une nourrice syphilitique, alimentation par la chèvre-nourrice, etc.).

« 2° Que si, au contraire, après trois mois ou mieux encore après quatre ou cinq mois d'observation, rien de suspect ne s'est produit sur l'enfant, il y a de fortes présomptions (je dis présomptions, et rien de plus) pour qu'il ait échappé à l'influence héréditaire, pour qu'il ne soit pas syphilitique. Et nous voici dès lors bien plus libres d'allures. Car, au cas où la mère est incapable de continuer à donner le sein, l'allaitement par une nourrice peut être permis, non toutefois sans soumettre encore le nourrisson à une surveillance assidue, minutieuse, suffisante à écarter tout risque de contagion. »

Mais je prévois une objection : « Soit! allez-vous me dire peut-être, nous comprenons parfaitement l'intérêt qu'il y a pour la société, pour tout le monde, à circonscrire ainsi la vérole dans son foyer, et nous vous accordons qu'en l'espèce le moyen proposé par vous aille à son but. Cependant, si ce moyen a pour résultat incontestable d'empêcher la contagion de se déverser hors du foyer de la famille, n'est-il pas défectueux, dangereux même, à d'autres points de vue ? Ainsi, vous nous dites : faites nourrir l'enfant par sa mère. Mais qu'arrivera-t-il avec ce procédé, si la mère est syphilitique et l'enfant sain, ou bien, inversement, si la mère est saine et l'enfant syphilitique? Est-ce qu'alors la contagion ne se transmettra pas de la mère à l'enfant ou de l'enfant à la mère? Est-ce que cette mère syphilitique ne va pas contagionner cet enfant sain ? Ou bien est-ce que cette mère saine ne sera pas infectée par cet enfant syphilitique ? »

L'objection, je le reconnais, a bien sa valeur, au moins d'une façon apparente. Discutons-la donc avec l'attention qu'elle mérite, pour ne laisser, relativement à ce qui précède, aucune arrière-pensée, aucune incertitude dans vos esprits.

Quatre ordres de cas sont possibles en l'espèce, dans la situation qui nous occupe. Ainsi :

1° Ou bien la mère et l'enfant ont échappé aux dangers de la syphilis paternelle, c'est-à-dire sont restés sains ;

2° Ou bien la mère et l'enfant ont subi tous deux l'infection dérivant du père, c'est-à-dire sont devenus syphilitiques ;

3° Ou bien la mère est restée saine, tandis que l'enfant a subi la contamination ;

4° Ou bien, enfin et inversement, la mère est syphilitique, tandis que l'enfant est resté sain.

Voilà bien — n'est-il pas vrai ? — les quatre alternatives et les quatre seules alternatives qui peuvent ou pourraient se produire. En dehors d'elles il n'en est aucune autre à supposer, à imaginer même théoriquement.

Or, envisageons chacune d'elles en détail, et voyons à propos de chacune quels pourraient être les dangers de l'allaitement maternel, soit pour la mère, soit pour l'enfant. Discussion qui peut-être vous semblera quelque peu longue et monotone, mais qui est indispensable à la netteté du sujet.

Première hypothèse : la mère et l'enfant ont échappé tous deux à l'infection.

Dans ce cas, bien évidemment, ils n'ont rien à craindre l'un de l'autre ; car, suivant le proverbe, qui n'a rien ne donne rien. Donc, l'allaitement de l'enfant par la mère ne comporte en l'espèce aucun danger.

Passons.

Deuxième hypothèse : la mère et l'enfant sont tous deux syphilitiques.

Ici encore, nul danger de contagion possible. La mère et l'enfant, ayant tous deux la syphilis, n'ont plus rien à craindre l'un de l'autre ; car la syphilis ne se double pas, ne se gagne pas deux fois.

Disons même que, dans ce cas, l'allaitement maternel

est le seul qui soit médicalement acceptable; car, à aucun prix, pour aucune raison, nous ne voudrions jamais permettre qu'un enfant syphilitique fût confié à une nourrice saine.

Troisième hypothèse ; mère saine et enfant syphilitique.

C'est ici seulement que l'objection qui nous occupe semble prendre une valeur réelle. Car ici la possibilité d'une contagion ressort de l'énoncé même des termes qui précèdent.

Mais disons bien, tout d'abord, que cette troisième situation ne se présente en pratique que d'une façon rare. Ainsi que nous l'avons établi, il est presque exceptionnel de rencontrer une mère saine avec un enfant syphilitique. Presque toujours, la syphilis chez l'enfant implique la syphilis chez la mère.

Cependant, si rares qu'ils soient, des faits de ce genre ont été cités, et j'en ai observé, du moins je crois en avoir observé un certain nombre. Il y a donc lieu d'en tenir compte pour la discussion actuelle.

Or, la question qui s'impose en pareil cas est la suivante : La mère qui, dans ces conditions, allaitera son enfant sera-t-elle exposée à recevoir de lui la syphilis?

Théoriquement, on serait conduit à répondre par l'affirmative. Pourquoi, en effet, cette mère, qui est saine, ne pourrait-elle pas recevoir l'infection de son enfant qui est syphilitique ?

Pratiquement, au contraire, on aboutit à une conclusion inverse. Pratiquement, on ne voit jamais un enfant syphilitique de naissance (de naissance, bien entendu) (1) contagionner sa mère lui servant de nourrice. Jamais on ne rencontre ce cas, cependant bien naturel en principe, d'une mère allaitant son propre enfant syphilitique et recevant de lui la syphilis.

Qu'on explique cela comme on le voudra, peu nous importe pour l'instant. Toujours est-il que c'est là un fait, un fait brutal qui s'impose au nom de l'observation clinique et qui comporte, en ce qui nous concerne, un intérêt considérable.

Signalée de vieille date par un auteur anglais, Abraham Colles (2), et connue parmi nous sous le nom de

(1) Tout au contraire, un enfant qui, né sain, contracte ultérieurement la syphilis d'une personne étrangère (soit une nourrice, par exemple) est ultra-contagieux pour sa mère. C'est ainsi qu'on a vu maintes et maintes fois la contagion se produire de l'enfant à la mère dans les conditions suivantes :

Un enfant naît sain de parents sains ; — il est confié momentanément à une nourrice syphilitique, et reçoit d'elle la syphilis ; — revenant au sein maternel, il inocule alors la syphilis à sa mère.

Des observations de ce genre se trouvent signalées partout. J'en ai relaté plusieurs dans mes *Leçons sur les nourrices et les nourrissons syphilitiques*, et je crois suffisant d'énoncer ici le fait sans l'étayer de citations particulières.

(2) « It is a curious fact that I have never witnessed nor ever heard « of an instance in which a child deriving the infection of syphilis from « its parents has caused an ulceration in the breast of its mother. » —Abraham Colles, *Practical observations on the venereal disease and on the use of mercury*, Londres, 1837.

Je n'ignore pas qu'on a cité quelques faits en opposition avec la loi, ou, si le mot paraît un peu ambitieux, avec la proposition de Colles. Que valent les faits en question, je ne saurais le dire ; toujours est-il que, pour ma part, je n'en ai pas rencontré de semblables, au moins jusqu'à ce jour.

C'est assurément chose bien surprenante que de voir une femme saine, nourrissant son enfant entaché de syphilis, rester saine au contact de cet enfant, ne pas recevoir de lui la syphilis. Cela même est tellement extraordinaire qu'on se demande toujours si l'on ne s'abuse pas, si cette femme *est bien réellement indemne*, si elle n'échappe pas à la contagion pour cette simple raison qu'elle a été déjà contaminée, *loi de Colles*, cette singulière immunité de la mère vis-à-vis de son enfant a frappé depuis lors de nombreux médecins. Elle est, on peut le dire, généralement accep-

soit avant, soit pendant la grossesse. On est toujours tenté de croire, en un mot, que cette femme est syphilitique, mais que pour une raison ou pour une autre on n'a pas surpris sur elle la syphilis en temps opportun, c'est-à-dire au moment où des manifestations non équivoques l'auraient sûrement attestée.

Telle est du reste l'interprétation que donnent à la proposition de Colles les médecins qui récusent l'hérédité paternelle de la syphilis. Pour eux, il n'est pas d'enfant syphilitique sans mère syphilitique ; pour eux, l'infection de l'enfant implique l'infection de la mère. « Donc, disent-ils, rien d'étonnant à ce qu'un enfant syphilitique ne contagionne pas sa mère ; il ne saurait la contagionner par cela même qu'elle est syphilitique. Un syphilitique n'a rien à craindre d'un autre syphilitique. »

La question, en effet, serait jugée en ce sens si toujours on constatait la syphilis sur les mères des enfants syphilitiques. Mais c'est que précisément on ne la constate pas *toujours*. Faut-il croire qu'elle existe quand même, alors qu'on n'en a pas les preuves ? C'est à cette conclusion qu'aboutissent certains de nos confrères. M. Hutchinson a même édifié à ce propos toute une théorie, sur laquelle il ne sera pas sans intérêt d'appeler l'attention du lecteur.

D'après notre éminent collègue, la loi de Colles ne saurait trouver d'explication possible que dans l'infection de la mère. Et cependant il est le premier à reconnaître que très généralement on ne constate pas de signes d'infection chez la mère. Si donc cette femme est syphilitique, dit-il, il faut qu'elle le soit *d'une certaine façon*, suivant un certain mode qui lui permette d'être syphilitique sans manifestations apparentes.

Eh bien, continue-t-il, c'est là ce qui a lieu, vraisemblablement. Il est à croire que la syphilis maternelle dérivant *in utero* d'un fœtus syphilitique est une syphilis d'ordre spécial, une syphilis *mitigée*, tempérée, adoucie, susceptible de ne s'accuser par aucun symptôme extérieur ou bien de rester longtemps latente, voire indéfiniment latente. Par conséquent, cette syphilis peut nous échapper, peut se dérober à toutes nos investigations, alors cependant qu'elle existe et qu'elle a infecté l'organisme maternel assez profondément pour le rendre réfractaire à une contamination ultérieure.

Comme argument à l'appui de cette hypothèse plus que hardie, M. Hutchinson rappelle que les maladies virulentes affectent une évolution et une gravité très différentes suivant leur *mode de pénétration*

tée de nos jours comme un fait indéniable, voire confirmée par un assentiment presque unanime. «... Il est certain, a écrit M. Ricord, que, dans le cas où la mère a

dans l'économie. Voyez, dit-il, le virus varioleux. Introduit dans l'organisme par voie d'inoculation, il ne détermine qu'une affection relativement légère, laquelle n'aboutit à la mort qu'une fois sur cinq cents. Absorbé au contraire par inhalation, il produit une maladie très grave, qui devient mortelle une fois sur quatre. Appliquez cela à la syphilis, et vous comprendrez facilement qu'une syphilis dérivant d'une contamination par le sang fœtal (*fœtal blood contamination*) puisse différer absolument, comme évolution de symptômes et comme gravité, de la syphilis dérivant d'une inoculation tégumentaire.

Développant l'exposé de sa théorie, M. Hutchinson admet la possibilité de trois ordres de cas dans la syphilis par conception, à savoir :

« 1° Un premier groupe, où la diathèse s'accuse par les symptômes habituels de la période secondaire. Ce n'est là que l'exception ; et même il est à croire, d'après l'auteur, que les cas de ce genre dériveraient bien plutôt d'une syphilis par contagion ordinaire que d'une syphilis par conception ;

« 2° Un second groupe où l'infection se caractérise par des symptômes spécifiques, mais d'ordre léger, de forme essentiellement bénigne : état maladif pendant la grossesse, chute des cheveux, et plus tard, « des mois ou des années plus tard », ulcérations de la langue, taches palmaires, gommes du tissu cellulaire ;

« 3° Un troisième groupe (celui-ci comprenant pour le moins la moitié des cas) où la maladie ne se traduit par *aucun symptôme*, par *aucun trouble de la santé.* — Cette absence de tout symptôme pendant les premières années n'exclut pas la possibilité d'accidents tertiaires dans un avenir plus ou moins distant. Mais, le plus souvent, rien ne se produit, et la femme syphilitique infectée de la sorte reste en général indemne de toute manifestation spécifique pendant toute son existence. » (*On Colles' law, and on the communication of syphilis from the fœtus to its mother*, Medical Times and Gazette, déc. 1876, p. 643).

Je ne m'arrêterai pas à discuter cette théorie, car, à vrai dire, elle défie quant à présent toute critique. Il faudrait, en effet, soit pour la légitimer, soit pour la réfuter, toute une série de faits cliniques minutieusement observés dans une direction spéciale, et nous ne disposons pas d'un criterium de ce genre. C'est là un champ nouveau d'investigations qui nous est ouvert, mais où les premiers jalons sont à peine posés.

Je me ferai un devoir toutefois de signaler une observation intéressante qui vient de m'être communiquée par M. le Dr Charrier, et qui

échappé à la syphilis en portant dans son sein un enfant syphilitique, elle ne contracte jamais la syphilis plus tard, en allaitant son enfant malade ». De même, pour M. Diday, « jamais un enfant syphilitique de naissance « ne communique le mal à sa mère qui l'allaite. » Quant à moi, je n'ai pas observé jusqu'à ce jour un seul fait bien authentique en contradiction avec la loi de Colles, et je tiens cette loi pour absolument conforme aux résultats de la clinique.

Donc, pour revenir à notre sujet, ici encore et même dans cette situation en apparence si périlleuse d'une mère saine exposée au contact d'un enfant syphilitique, l'allaitement maternel ne comporte aucun danger.

Reste, enfin, une quatrième et dernière alternative : mère syphilitique et enfant sain.

C'est la situation précédente renversée. Eh bien, de

confirme en un point la doctrine de M. Hutchinson. Le lecteur trouvera reproduite cette observation dans les pièces justificatives annexées à cet ouvrage (Note VI).

En définitive, dans l'état actuel de la science, deux faits importants ressortent de l'observation clinique, à savoir :

1° Qu'une femme saine, devenant enceinte au contact d'un homme syphilitique, peut engendrer un enfant syphilitique tout en restant *saine* (d'apparence pour le moins) ;

2° Que cette même femme, allaitant un enfant syphilitique, n'est pas exposée à recevoir de lui la contagion.

Reste seulement à interpréter cette immunité singulière et notamment à déterminer si elle ne serait pas explicable, comme le prétendent certains auteurs, par une sorte d'infection *spéciale* et *latente* de la mère, infection dérivant du fœtus par un mode non moins spécial de contamination. Cela, l'avenir seul peut nous l'apprendre, et force nous est quant à présent de réserver toute appréciation.

même que dans le cas précédent, la contagion ne s'exerce pas ici. Un enfant né sain, bien qu'issu de parents syphilitiques, n'a jamais pris la syphilis en tétant sa mère. Quant à moi, je déclare n'avoir jamais rien vu de semblable, je déclare ne pas connaître un seul exemple d'une mère ayant engendré un enfant sain, puis l'infectant ensuite en lui servant de nourrice (1).

En résumé, donc, Messieurs, quelle que soit de ces quatre alternatives celle que nous envisagions, toujours et invariablement nous voyons l'allaitement de l'enfant par sa mère échapper aux dangers théoriques qu'on pourrait lui supposer.

De là une conséquence facile à déduire : c'est qu'aucune raison ne s'oppose en aucun cas à ce que l'enfant soit nourri par sa mère.

Or, comme d'autre part il est une raison majeure, supérieure à toute autre, qui s'oppose à ce que l'enfant soit confié à une nourrice, la question se trouve résolue dans le même sens par deux voies différentes. Et, pour conclusion finale, nous aboutissons à ceci :

Qu'en l'espèce l'allaitement maternel est le seul mode rationnel et pratique d'élevage de l'enfant.

Étant donné un enfant syphilitique ou suspect seule-

(1) Il est bien entendu — et je n'insiste que pour éviter l'ombre même d'une ambiguïté — que je parle ici seulement d'une mère ayant contracté la syphilis soit avant, soit pendant la grossesse. Car une mère contractant la syphilis *après* son accouchement est ultra-contagieuse pour son enfant. Cela est d'observation commune. Il suffira de rappeler à ce propos les cas si nombreux dans lesquels on a vu de malheureuses nourrices, après avoir pris la syphilis d'un nourrisson syphilitique, la communiquer ensuite à leur propre enfant.

ment de syphilis, c'est la mère de cet enfant qui, *seule*, peut et doit lui servir de nourrice. Cela n'est pas douteux, pour quantité de raisons que je n'ai pas à développer ici, cela ne souffre pas discussion. Telle est la loi.

Et d'ailleurs, ajouterai-je en terminant, alors même qu'en pareille circonstance l'allaitement maternel comporterait quelque danger soit pour la mère, soit pour l'enfant, cette considération ne modifierait en rien le devoir qui s'impose au médecin vis-à-vis de la société. Ce devoir, en tout état de cause, n'en subsisterait pas moins.

Dans cette hypothèse, c'est-à-dire si l'allaitement maternel devait offrir quelque danger, ce serait affaire à nous, médecins, de nous débattre avec cette difficulté nouvelle et d'imaginer quelque expédient pour conjurer la possibilité d'une contagion de la mère à l'enfant ou de l'enfant à la mère. Mais nous ne serions en rien déchargés pour cela de la stricte et impérieuse obligation que nous prescrit le respect de la santé d'autrui. A aucun prix, pour aucune raison, nous ne pourrions consentir à ce qu'un enfant syphilitique ou même simplement suspect de syphilis fût confié à une nourrice saine.

La préservation de la société constitue donc en l'espèce — je le répète encore et ne saurais trop le répéter — l'indication capitale, prédominante, supérieure à toute autre considération ; et cela parce que cette indication répond à un intérêt d'ordre général, parce qu'elle tend à un résultat qui doit être la visée de nos communs et constants efforts, à savoir : *conjurer la diffusion de la vérole*, en circonscrivant la vérole dans ses foyers, en l'empêchant de se déverser au dehors et de disséminer ses germes de contagion.

NOTES

ET

PIÈCES JUSTIFICATIVES

NOTES ET PIÈCES JUSTIFICATIVES

I

«... Pour ma seule part, j'ai en mains (à ne parler que des faits écrits) 87 observations relatives à des sujets syphilitiques, dûment syphilitiques, qui, s'étant mariés, n'ont jamais communiqué à leur femme le moindre phénomène suspect et, de plus, ont engendré, à eux 87, un total de 156 enfants absolument indemnes » (Page 16).

Cette proposition domine de sa haute importance tout le sujet développé dans ce livre. J'ai donc jugé indispensable de la légitimer par l'exposé des faits dont elle est déduite. Je ne puis relater ici *in extenso* ces 87 observations, dont quelques-unes sont très longues. Du moins en fournirai-je le résumé, assurément très sommaire, mais suffisant, je pense, à fixer la conviction du lecteur.

Obs. I. — Chancre induré du gland. — Roséole. — Syphilides buccales. — Sarcocèle épididymaire. — Récidive de roséole cerclée. — Traitement intense et prolongé. — Mariage six ans après le début de la syphilis. — Femme restant indemne. — Trois enfants sains, dont l'aîné est actuellement âgé de dix ans. — Gomme de la verge après la naissance du second enfant. — Reprise du traitement.

Obs. II. — Chancre induré. — Roséole. — Syphilides palmaires. — Syphilides buccales. — Traitement assez long, mais irrégulier. — Mariage six ans après le début de l'infection. — Second mariage quelques années plus tard. — Femmes restant indemnes. — Cinq enfants des deux lits, tous absolument sains. — Récidive de psoriasis palmaire, après la naissance du premier et du troisième enfant.

Obs. III. — Chancre induré. — Roséole. — Syphilides buccales. — Récidive de roséole, sous forme circinée. — Traitement prolongé. — Mariage trois ans après le début de la syphilis. — Femme restant indemne. — Deux enfants sains, dont l'aîné actuellement âgé de neuf ans. — Tubercule ulcéré de la verge neuf ans après le mariage.

Obs. IV. — Chancre induré. — Roséole. — Syphilides buccales. — Éruption croûteuse du cuir chevelu. — Syphilide palmaire et plantaire. — Récidive de roséole. — Traitement assez prolongé. — Mariage quatre ans après le début de la syphilis. — Femme restant indemne. — Un enfant sain, actuellement âgé de dix-sept ans. — Ultérieurement, syphilide tuberculeuse sèche (de forme bénigne).

Obs. V. — Chancre induré du prépuce. — Roséole. — Syphilides buccales et génitales. — Iritis. — Traitement moyen. — Mariage trois ans après le début de la syphilis. — Femme restant saine. — Quatre enfants sains, bien portants.

Obs. VI. — Chancre induré. — Roséole. — Syphilides buccales, à récidives multiples. — Traitement irrégulier. — Mariage six ans après le début de l'infection. — Femme restant indemne. — Cinq enfants sains.

Obs. VII. — Chancre induré de la rainure glando-préputiale. — Traitement immédiat, intense et prolongé. — Aucun autre accident qu'une roséole. — Mariage après *dix-neuf mois* d'infection. — Femme restant saine. — Un enfant sain, actuellement âgé de six ans.

Obs. VIII. — Chancre induré. — Syphilide papuleuse. — Récidive cinq ans plus tard d'une syphilide érythémato-papuleuse. — Traitement considérable (pilules de proto-iodure pendant quatre ans, etc.). — Mariage huit ans après le début de la syphilis. — Femme restant saine. — Trois enfants sains.

Obs. IX. — Chancre induré de la verge. — Syphilide papuleuse. — Croûtes du cuir chevelu. — Syphilides buccales, à récidives très nombreuses. — Traitement méthodique prolongé. — Mariage dans la troisième année. — Femme restant indemne. — Deux enfants sains.

Obs. X. — Accident primitif inaperçu. — Syphilides cutanées et muqueuses. — Traitement de six à huit mois. — Mariage après huit ans d'infection. — Femme restant indemne. — Cinq enfants sains, dont l'aîné est actuellement âgé de douze ans. — Syphilide tuberculeuse du thorax après la naissance du troisième enfant. — Gomme du voile palatin après la naissance du cinquième enfant.

Obs. XI. — Chancres indurés. — Syphilide papuleuse. — Croûtes du cuir chevelu. — Syphilides amygdaliennes. — Traitement prolongé. — Mariage cinq ans après le début de l'infection. — Femme restant indemne. — Deux enfants sains.

Obs. XII. — Chancre induré. — Syphilides muqueuses. — Céphalée. — Traitement méthodique. — Mariage onze ans après le début de l'infection. — Femme restant saine. — Un enfant sain, actuellement âgé de neuf ans.

Obs. XIII. — Chancre du nez. — Syphilides muqueuses. — Adénopathies cervicales. — Traitement de quelques mois. — Mariage dans la troisième année. — Femme restant saine. — Trois enfants sains.

Obs. XIV. — Chancre induré de la verge. — Roséole. — Syphilides buccales et anales. — Traitement prolongé par l'iodure de potassium, sans mercure. — Mariage six ans après le début de la maladie. — Femme restant saine. — Un enfant sain. — Début de syphilis cérébrale (ictus apoplectiforme, hémiplégie, etc.) cinq mois après le mariage, quatre mois avant la naissance de l'enfant.

Obs. XV. — Chancre induré. — Roséole. — Syphilides buccales. — Traitement peu prolongé. — Mariage neuf ans après l'infection. — Femme restant saine. — Un enfant sain.

Obs. XVI. — Chancre induré. — Syphilide papuleuse. — Syphilides buccales à récidives multiples. — Cinq ans plus tard, caries nasales, ozène effroyable. — Traitement extrêmement énergique pendant plusieurs années. — Mariage neuf ans après le début de l'infection. — Femme restant saine. — Un enfant sain.

Obs. XVII. — Chancre induré. — Roséole. — Syphilides muqueuses. — Traitement de dix-huit mois. — Mariage onze ans après le début de la syphilis. — Femme restant saine. — Deux enfants sains. — Syphilide papulo-tuberculeuse et périostose costale après la naissance des deux enfants.

Obs. XVIII. — Chancre induré du doigt. — Syphilide papuleuse. — Syphilides amygdaliennes. — Céphalée. — Traitement énergique et prolongé. — Mariage quatre ans après le début de la syphilis. — Femme restant saine. — Trois enfants sains.

Obs. XIX. — Chancre induré. — Syphilide érythémato-papuleuse. — Syphilides buccales. — Accidents nerveux multiples, anémie, asthénie. — Traitement intense et prolongé. — Mariage six ans après le début de la syphilis. — Femme restant saine. — Quatre enfants sains. — Après la naissance de ces quatre enfants, accidents cérébro-spinaux, d'origine très vraisemblablement spécifique.

Obs. XX. — Chancre induré. — Roséole. — Syphilides buccales. — Traitement de six mois. — Mariage quinze ans après le début de la syphilis. — Femme restant saine. — Un enfant sain. — Un mois après la naissance de l'enfant, accidents de syphilis cérébrale. Mort rapide.

Obs. XXI. — Chancre induré. — Syphilide papuleuse. — Plaques amygdaliennes. — Traitement d'un an environ. — Mariage sept ans après le début de la syphilis. — Femme restant saine. — Deux enfants sains (l'aîné actuellement âgé de quinze ans). — Début de syphilis cérébrale trois ans après la naissance du second enfant. — Mort.

Obs. XXII. — Chancre induré. — Divers accidents secondaires. — Traitement d'un an. — Mariage huit ans après le début de la syphilis. — Femme restant saine. — Un enfant sain.

Obs. XXIII. — Chancre induré. — Syphilide papulo-croûteuse. — Syphilide ecthymateuse (ecthyma profond). — Rupia. — Céphalée très violente. — Hémiplégie. — Récidive de syphilides rupiales. — Traitement très énergique, très prolongé. — Mariage deux ans après le début de la syphilis. — Femme restant indemne. — Enfant sain. — Ultérieurement, diplopie, accès éphémères d'hémiplégie droite, syphilides nasales, ecthyma des jambes.

Obs. XXIV. — Chancre induré. — Syphilides buccales. — Traitement de quelques mois. — Mariage onze ans après le début de la syphilis. — Femme restant indemne. — Deux enfants sains. — Après la naissance des deux enfants, périostose tibiale et glossite spécifique.

Obs. XXV. — Chancre induré. — Roséole. — Syphilides buccales. — Traitement intense, prolongé. — Mariage quatorze mois après le début de la syphilis. — Femme restant indemne. — Deux enfants sains.

Obs. XXVI. — Chancre induré. — Syphilides buccales, multiples et récidivantes. — Onyxis. — Syphilide papulo-squameuse circinée. — Périostose. — Tubercule du gland. — Traitement intense et prolongé. — Mariage neuf ans après le début de la syphilis. — Femme restant indemne. — Un enfant sain.

Obs. XXVII. — Chancres indurés. — Syphilide papulo-squameuse. — Périostose costale secondaire. — Ecthyma. — Exostose tibiale. — Traitement prolongé. — Mariage six ans après le début de la syphilis. — Femme restant indemne. — Un enfant sain.

Obs. XXVIII. — Chancre induré. — Accidents secondaires légers. — Traitement prolongé. — Mariage quatre ans après le début de la syphilis. — Femme restant saine. — Deux enfants sains.

Obs. XXIX. — Chancre induré. — Roséole. — Syphilides buccales. — Traitement prolongé. — Mariage trois ans après le début de la syphilis. — Femme restant saine. — Un enfant sain. — Accidents multiples après la naissance de l'enfant: sarcocèle spécifique, périostose, ulcérations nasales, syphilide tuberculeuse du nez, diabète.

Obs. XXX. — Chancre induré de la rainure glando-préputiale. — Syphilide papuleuse. — Ecthyma circonscrit. — Hydarthrose spécifique. — Traitement intense. — Mariage trois ans après le début de la maladie. — Femme restant indemne. — Trois enfants sains.

Obs. XXXI. — Chancre induré. — Roséole. — Éruption croûteuse du cuir chevelu. — Syphilides buccales à récidives multiples. — Alopécie. — Traitement méthodique et prolongé. — Mariage trois ans après le début de la syphilis. — Femme restant indemne. — Un enfant sain.

Obs. XXXII. — Chancre induré. — Psoriasis palmaire. — Traitement de plusieurs mois. — Mariage dix ans après le début de la syphilis. — Femme restant saine. — Un enfant sain. — Laryngite ulcéreuse, manifestement spécifique, trois ans après la naissance de l'enfant.

Obs. XXXIII. — Chancre induré. — Quelques accidents secondaires de forme bénigne. — Plus tard, ostéite nasale ; perforation de la cloison. — Traitement peu prolongé. — Mariage après cinq ans de maladie. — Femme restant indemne. — Quatre enfants sains. — Syphilis cérébrale mortelle. — Le dernier enfant a été procréé après le début des accidents cérébraux (crises épileptiformes, troubles psychiques).

Obs. XXXIV. — Accident primitif méconnu. — Roséole. — Éruption croûteuse du cuir chevelu. — Traitement de huit à dix mois. — Mariage douze ans après le début de la maladie. — Femme restant indemne. — Quatre enfants sains. — Exostose fronto-pariétale, survenue peu de temps avant la naissance du quatrième enfant.

Obs. XXXV. — Chancre induré. — Angine secondaire, adénopathies cervicales. — Traitement mercuriel de quelques mois. — Mariage onze ans après le début de la syphilis. — Femme restant indemne. — Un enfant sain. — Accidents syphilitiques de la moelle, ayant précédé d'un an la naissance de l'enfant.

Obs. XXXVI. — Chancre induré de la verge. — Roséole. — Syphilides amygdaliennes, linguales, palatines. — Traitement intense. — Mariage un an après le début de la syphilis. — Traitement prolongé au delà du mariage. — Femme restant indemne. — Deux enfants sains.

Obs. XXXVII. — Chancre induré. — Pas d'accidents secondaires remarqués, sauf peut-être une papule anale. — Traitement mercuriel de trois à quatre mois. — Mariage neuf ans après le début de la syphilis. — Femme restant indemne. — Un enfant sain. — Quelques mois avant la naissance de l'enfant, début d'une syphilis cérébrale.

Obs. XXXVIII. — Chancre induré. — Roséole. — Adénopathies cervicales. — Traitement mercuriel de six mois. — Mariage cinq ans après le début de la syphilis. — Femme restant indemne. — Trois enfants sains. — Exostose un an après la naissance du troisième enfant.

Obs. XXXIX. — Chancre induré. — Syphilide papuleuse. — Plaques lisses de la langue. — Traitement prolongé. — Mariage huit ans après le début de la syphilis. — Femme restant saine. — Un enfant sain.

Obs. XL. — Chancre induré. — Plaques muqueuses buccales. — Traitement assez long, surtout composé d'iodure de potassium. — Mariage cinq ans après le début de la syphilis. — Femme restant indemne. — Trois enfants sains (l'aîné actuellement âgé de sept ans).

Obs. XLI. — Chancre induré. — Roséole. — Syphilides buccales. — Traitement prolongé. — Mariage cinq ans après le début de la syphilis. — Femme restant indemne. — Deux enfants sains.

Obs. XLII. — Chancre induré. — Éruptions cutanées. — Syphilides buccales. — Ecthyma. — Traitement assez prolongé. — Mariage quatre ans après le début de la syphilis. — Femme restant indemne. — Un enfant sain.

Obs. XLIII. — Chancre induré du doigt indicateur. — Syphilide érythémato-papuleuse. — Alopécie. — Plaques amygdaliennes, labiales et linguales. — Adénopathies multiples. — Céphalée ; névralgies. — Traitement prolongé. — Mariage quatre ans après le début de la syphilis. — Femme restant indemne. — Deux enfants sains.

Obs. XLIV. — Chancre induré. — Pas d'autres accidents secondaires que des plaques muqueuses buccales. — Traitement prolongé. — Mariage quatre ans après le début de la syphilis. — Femme restant indemne. — Deux enfants sains. — Après la naissance du dernier enfant, exostose crânienne à récidives incessantes.

Obs. XLV. — Chancre parcheminé du prépuce. — Syphilide papuleuse. — Ictère spécifique. — Syphilides buccales. — Traitement prolongé. — Mariage huit ans après le début de la syphilis. — Femme restant indemne. — Deux enfants sains.

Obs. XLVI. — Chancre induré. — Syphilides buccales. — Sarcocèle spécifique. — Traitement prolongé. — Mariage neuf ans après le début de la syphilis. — Femme restant indemne. — Deux enfants sains (l'aîné âgé actuellement de neuf ans).

Obs. XLVII. — Deux chancres indurés de la rainure. — Syphilide érythémato-papuleuse. — Syphilides buccales. — Syphilide ecthymateuse des jambes. — Syphilide ulcéreuse du palais. — Mariage dans le cours de la troisième année après le début de l'infection. — Traitement très énergique et très prolongé. — Femme restant indemne. — Un enfant sain. — Tubercule sec de la verge quelques mois après la naissance de l'enfant.

Obs. XLVIII. — Chancre induré. — Syphilides buccales. — Alopécie. — Syphilides circinées de la langue. — Traitement intense et prolongé. — Mariage quatre ans après le début de la syphilis. — Femme restant indemne. — Un enfant sain. — Quelques mois après la naissance de l'enfant, syphilide palmaire et plantaire, de forme papulo-squameuse.

Obs. XLIX. — Chancre induré. — Roséole. — Psoriasis palmaire. — Syphilides buccales. — Traitement ioduré ; pas de mercure. — Mariage quatre ans après le début de la maladie. — Femme restant indemne. — Deux enfants sains. — Après la naissance du deuxième enfant, le malade contagionne sa femme par une syphilide buccale. — Une grossesse, survenue l'année suivante, se termine par un avortement.

Obs. L. — Deux chancres indurés. — Éruption croûteuse du cuir chevelu. — Angine secondaire. — Choroïdite. — Syphilides buccales. — Traitement prolongé. — Mariage quatre ans après le début de la syphilis. — Femme restant indemne. — Un enfant sain.

Obs. LI. — Sept chancres indurés. — Roséole. — Syphilide impétigineuse du cuir chevelu. — Traitement assez long. — Mariage après sept ans de maladie. — Femme restant indemne. — Deux enfants sains. — Après la naissance du second enfant, syphilide ecthymateuse et gomme du voile palatin.

Obs. LII. — Chancre parcheminé du prépuce. — Roséole. — Syphilides buccales. — Céphalée. — Psoriasis digital. — Traitement prolongé. — Mariage dans la troisième année de la maladie. — Femme restant indemne. — Un enfant sain.

Obs. LIII. — Chancre induré. — Syphilide papuleuse. — Syphilide gommeuse du pharynx. — Diplopie. — Traitement de huit à dix mois. — Mariage dix ans après le début de l'infection. — Femme restant indemne. — Un enfant sain. — Un an après la naissance de l'enfant, début de syphilis cérébrale.

Obs. LIV. — Chancre induré. — Syphilide circinée du cuir chevelu, papulo-croûteuse. — Traitement prolongé. — Mariage dans la quatrième année de la maladie. — Femme restant indemne. — Deux enfants sains.

Obs. LV. — Chancre induré. — Syphilides buccales. — Alopécie. — Syphilide papuleuse. — Traitement de quelques mois. — Mariage quatre ans après le début de la maladie. — Femme restant saine. — Un enfant sain. — Un an après la naissance de l'enfant, début de syphilis cérébrale.

Obs. LVI. — Chancres indurés. — Roséole. — Syphilide acnéiforme. — Syphilides buccales à récidives fréquentes. — Exostose tibiale. —

Traitement prolongé. — Mariage quatre ans après le début de la syphilis. — Femme restant indemne. — Deux enfants sains.

Obs. LVII. — Chancre induré. — Syphilides buccales. — Glossite scléreuse superficielle. — Traitement prolongé. — Mariage dans la troisième année de la maladie. — Femme restant indemne. — Un enfant sain.

Obs. LVIII. — Chancre induré. — Pas d'accidents secondaires remarqués. — Traitement ioduré. — Syphilides gommeuses du voile palatin et du pharynx. — Phagédénisme effroyable détruisant le voile, les piliers, les amygdales, le pharynx. — Traitement énergique, prolongé plusieurs années. — Mariage cinq ans après le début de la syphilis. — Femme restant indemne. — Un enfant sain.

Obs. LIX. — Chancre induré. — Roséole. — Syphilides buccales. — Céphalée. — Syphilide papuleuse circinée. — Traitement prolongé. — Mariage six ans après le début de la syphilis. — Femme restant indemne. — Un enfant sain.

Obs. LX. — Chancre induré. — Syphilides buccales. — Croûtes du cuir chevelu. — Traitement prolongé. — Mariage huit ans après le début de la syphilis. — Femme restant indemne. — Deux enfants sains.

Obs. LXI. — Chancre induré. — Syphilides buccales. — Ecthyma du pied. — Traitement de quelques mois seulement. — Mariage trois ans après le début de la syphilis. — Femme restant indemne. — Un enfant sain.

Obs. LXII. — Chancres indurés. — Roséole. — Céphalée. — Syphilides buccales. — Syphilide psoriasiforme. — Traitement prolongé. — Mariage quatre ans après le début de la syphilis. — Femme restant indemne. — Un enfant sain.

Obs. LXIII. — Chancre induré. — Roséole. — Syphilides buccales. — Céphalée. — Traitement prolongé. — Mariage quatre ans après le début de la syphilis. — Femme restant indemne. — Un enfant sain.

Obs. LXIV. — Chancre induré. — Roséole. — Syphilides buccales. — Traitement très prolongé. — Mariage cinq ans après le début de la syphilis. — Femme restant indemne. — Un enfant sain.

Obs. LXV. — Chancre induré. — Roséole. — Syphilides buccales. — Traitement d'un an environ. — Mariage dans la quatrième année de la maladie. — Femme restant indemne. — Un enfant sain. — Sarcocèle spécifique au moment de la naissance de l'enfant.

Obs. LXVI. — Chancre induré. — Syphilides cutanées et muqueuses. — Traitement de quelques mois. — Mariage huit ans après le début de la syphilis. — Femme restant indemne. — Trois enfants sains. — Douze ans après le mariage, paralysie de la sixième paire.

Obs. LXVII.— Chancre induré. — Pas d'autres accidents secondaires remarqués que des syphilides buccales. — Traitement d'un an. — Mariage dans la seconde année de la maladie. — Femme restant indemne. — Trois enfants sains. — Ultérieurement, glossite scléreuse.

Obs. LXVIII. — Chancre induré. — Roséole. — Syphilide ecthymateuse des jambes. — Traitement assez prolongé. — Mariage quatre ans après le début de la syphilis. — Femme restant indemne. — Deux enfants sains.

Obs. LXIX. — Chancre induré. — Roséole. — Syphilides buccales. — Traitement prolongé. — Mariage dix ans après le début de la syphilis. — Femme restant indemne. — Un enfant sain.

Obs. LXX. — Chancre induré. — Syphilide papuleuse. — Syphilides buccales et anales. — Iritis. — Traitement prolongé. — Mariage cinq ans après le début de la syphilis. — Femme restant indemne. — Deux enfants sains.

Obs. LXXI. — Chancre induré. — Syphilides buccales. — Éruption du cuir chevelu. — Traitement assez long. — Mariage huit ans après le début de la syphilis. — Femme restant indemne. — Un enfant sain.

Obs. LXXII. — Chancre induré. — Syphilides buccales. — Psoriasis palmaire. — Traitement de quatre mois. — Mariage cinq ans après le début de la syphilis. — Femme restant indemne. — Un enfant sain. — Ultérieurement, gomme du voile palatin.

Obs. LXXIII. — Chancre induré. — Divers accidents secondaires. — Traitement de quelques mois. — Six ans plus tard, syphilide palmaire. — Reprise du traitement. — Mariage treize ans après le début de la syphilis. — Femme restant indemne. — Deux enfants sains.

Obs. LXXIV. — Chancre induré. — Syphilides buccales. — Psoriasis palmaire. — Traitement énergique. — Mariage dans le cours de la seconde année de la maladie. — Femme restant indemne. — Un enfant sain.

Obs. LXXV. — Chancre induré. — Syphilides cutanées et muqueuses. — Traitement irrégulier, assez prolongé cependant. — Mariage quatre ans après le début de la syphilis. — Femme restant indemne. — Un enfant sain. — Deux ans plus tard, syphilides papulo-croûteuses, de forme circinée.

Obs. LXXVI. — Chancre induré. — Syphilides cutanées. — Traitement de quelques mois. — Mariage cinq ans après le début de la syphilis. — Femme restant indemne. — Deux enfants sains. — Quatre ans après la naissance du second enfant, début de syphilis cérébrale.

Obs. LXXVII. — Chancre induré. — Roséole. — Syphilides buccales. — Ecthyma de la jambe. — Traitement prolongé. — Mariage deux ans après le début de la syphilis. — Femme restant indemne. — Un enfant sain.

Obs. LXXVIII. — Chancre induré. — Pas d'accidents secondaires remarqués. — Traitement mercuriel de six mois. — Mariage trois ans après le début de la syphilis. — Femme restant indemne. — Trois enfants sains. — Après la naissance du troisième enfant, début d'ataxie locomotrice.

Obs. LXXIX. — Chancre labial. — Syphilides cutanées. — Nul traitement. — Mariage sept ans après le début de la syphilis. — Femme restant saine. — Deux enfants jumeaux sains. — Après la naissance de ces deux enfants, gomme palatine, ulcérations tertiaires des fosses nasales, céphalée.

Obs. LXXX. — Chancre induré. — Syphilides cutanées et muqueuses. — Psoriasis palmaire. — Traitement prolongé. — Mariage quatre ans après le début de la syphilis. — Femme restant indemne. — Un enfant sain.

Obs. LXXXI. — Chancre induré. — Syphilide papuleuse. — Syphilides buccales et génitales. — Traitement prolongé. — Mariage six ans après le début de la syphilis. — Femme restant indemne. — Deux enfants sains.

Obs. LXXXII. — Chancre induré du gland. — Mariage aussitôt après la cicatrisation du chancre. — Divers accidents secondaires ; syphilides buccales, psoriasis palmaire. — Traitement prolongé. — Le malade évite tout rapport fécondant pendant cinq années. — L'année suivante, un enfant sain. — Femme restant indemne. — Consécutivement à la naissance de l'enfant, périostose tibiale. — Syphilis cérébrale.

Obs. LXXXIII. — Accident primitif méconnu. — Roséole en 1866. — Syphilides buccales. — Traitement prolongé. — Mariage six ans après le début de la syphilis. — Femme restant indemne. — Un enfant sain.

Obs. LXXXIV. — Chancre induré. — Syphilides buccales. — Traitement prolongé. — Mariage quatorze ans après le début de la maladie. — Femme restant indemne. — Un enfant sain.

Obs. LXXXV. — Chancre induré. — Roséole. — Psoriasis palmaire. — Traitement prolongé. — Mariage sept ans après le début de la syphilis. — Femme restant indemne. — Un enfant sain.

Obs. LXXXVI. — Chancre induré. — Divers accidents secondaires. — Traitement de quatorze mois, composé surtout d'iodure de potassium. — Peu de mercure. — Mariage cinq ans après le début de la syphilis. — Femme restant indemne. — Un enfant sain, actuellement âgé de quinze ans. — Quinze ans après le mariage, syphilide tuberculo-ulcéreuse du nez.

Obs. LXXXVII. — Chancre induré. — Syphilide papuleuse. — Syphilides buccales. — Syphilides génitales. — Traitement prolongé. — Mariage neuf ans après le début de la maladie. — Femme restant indemne. — Un enfant sain.

Indépendamment de la démonstration principale qui en résulte, la statistique précédente met en relief un fait des plus importants, à savoir : que des sujets syphilitiques peuvent être inoffensifs dans le mariage pour leur femme et leurs enfants, alors même qu'ils restent sous le coup de la diathèse et qu'ils sont destinés à en subir de nouvelles atteintes. Et, en effet, cette statistique ne comprend pas moins de *trente-cinq* cas de cet ordre, dans lesquels divers accidents de nature incontestablement spécifique se sont produits après le mariage, sans que néanmoins les femmes et les enfants de ces divers malades en aient éprouvé médicalement le moindre dommage.

Ce fait est rassurant, à coup sûr.

Cependant il ne faudrait pas en exagérer la portée, non plus que prêter à cette statistique une signification qu'elle ne comporte pas. Si les malades en question, il est vrai, n'ont rien transmis héréditairement à leur progéniture et s'ils n'ont rien communiqué à leurs femmes (ce qu'explique d'ailleurs le siège ou le caractère de leurs accidents), ils n'ont pas moins été, pour un certain nombre tout au moins, très préjudiciables à leur famille de par les conséquences *personnelles* de leur maladie. Plusieurs sont morts, par exemple ; d'autres n'ont survécu qu'avec des troubles fonctionnels plus ou moins importants, avec des infirmités graves, etc., et cela au grand détriment de la communauté sociale constituée par le mariage.

D'autre part, notons-le bien, la statistique précédente n'a nullement pour objet ni pour résultat d'établir un rapport numérique, au point de vue de la sauvegarde des femmes et des enfants, entre les sujets qui se marient après une dépuration suffisante et ceux qui se présentent au mariage dans des conditions précisément opposées. Ce rapport nous échappe nécessairement et nous échappera toujours. Nous ne connaissons, en effet, que les malades qui sont appelés à nous par divers accidents, et ceux-là sont toujours sûrs de trouver place dans nos statistiques ; tandis que les autres restent ignorés de nous, pour l'excellente raison que, n'ayant plus rien à démêler avec la syphilis, ils n'ont que faire de venir réclamer nos soins.

Enfin, la statistique précédente nous montre quelques exemples de syphilis particulièrement graves, qui néanmoins sont restées inoffensives dans le mariage, par rapport du moins aux dangers encourus par la femme et les enfants. L'observation XXIII est un type du genre. C'est là, assurément, l'un de ces cas où tout médecin prudent se fût fait un devoir d'*interdire le mariage*, en raison de la multiplicité et du caractère menaçant des manifestations (syphilide ecthymateuse profonde, à récidives multiples ; rupia ; céphalée des plus violentes ; hémiplégie, etc.). L'événement toutefois n'a pas justifié les appréhensions que pouvait autoriser la gravité de tels symptômes.

NOTE II

SYPHILIS. — SEPT AVORTEMENTS OU ACCOUCHEMENTS PRÉMATURÉS.

X..., âgée de 40 ans, couturière, entre à l'hôpital de Lourcine le 16 juin 1870.

C'est une femme de haute taille, qui paraît avoir joui autrefois d'une constitution robuste, mais qui a été très affaiblie, d'après son dire, par le travail, le chagrin et de nombreuses grossesses.

Elle a toujours joui d'une excellente santé. Elle se flatte même de n'avoir jamais éprouvé, à part ses couches, la moindre indisposition.

Mariée à 19 ans, elle a commencé par avoir trois « superbes enfants », dont deux vivent encore et sont en excellent état. Le troisième, qui était également très bien constitué, est mort en nourrice et paraît n'avoir succombé qu'à une maladie incidente de forme aiguë (probablement pneumonie).

A l'âge de 29 ans, cette femme a contracté la syphilis de son mari, qui venait lui-même de la contracter tout récemment. En même temps elle est devenue enceinte. Cette grossesse a été difficile et s'est terminée par un avortement au cinquième mois.

Comme accidents de syphilis, la malade raconte qu'elle a eu tout d'abord un chancre induré de la vulve, puis bientôt après une éruption de petites taches rouges qui couvraient le corps, les membres et la partie inférieure du visage. — Plus tard, elle a eu de nouveaux boutons à la peau, des érosions dans la bouche, et surtout une éruption très tenace dans la paume des mains. Cette éruption aurait été qualifiée de psoriasis par un médecin. Elle n'a pas duré moins d'un an.

En raison de ces divers accidents la malade est entrée deux fois à l'hôpital Saint-Louis, dans le service de M. le Dr Gibert. La seconde fois elle y a séjourné près de six mois. Elle se souvient avoir été traitée par un sirop mercuriel, puis par une solution d'iodure de potassium.

Depuis lors elle n'a plus fait aucun traitement, quoique de temps à autre elle ait éprouvé de nouveaux accidents, notamment des ulcérations dans la bouche, des douleurs violentes dans les bras et le dos, des névralgies diffuses et une sciatique bien caractérisée.

Si elle ne s'est pas mieux traitée, dit-elle, c'est que depuis cette époque elle n'a guère cessé d'être enceinte. Et, en effet, depuis lors jusqu'à 1867 elle n'a pas eu moins de six grossesses, qui se sont toutes terminées d'une façon désastreuse, comme il suit :

Cinquième grossesse : accouchement prématuré, à sept mois et demi ; enfant chétif, rabougri, qui meurt le quinzième jour.

Sixième grossesse : accouchement presque à terme ; enfant mort-né.

Septième grossesse : accouchement prématuré à sept mois et demi. — Enfant mort-né. — La mère de la malade, qui l'assistait dans ses couches, lui a dit que la peau de l'enfant « était toute noire et s'en allait par morceaux. »

Huitième grossesse : accouchement prématuré. — Enfant mort-né.

Neuvième grossesse : avortement à trois mois et demi.

Dixième grossesse : avortement à six semaines, accompagné d'une hémorrhagie considérable, et suivi de plusieurs métrorrhagies.

En résumé, donc, *dix* grossesses, dont *trois* antérieures à la syphilis, donnant des enfants à terme bien portants ;

— et *sept* postérieures à la syphilis, aboutissant à quatre accouchements prématurés et trois avortements.

Ces deux dernières années, de nouveaux accidents se sont encore produits, à savoir : une « tumeur » au niveau de la clavicule gauche, laquelle devint volumineuse et très sensible à la pression ; — une éruption croûteuse du cuir chevelu ; — une chute abondante des cheveux. — Ces divers accidents ont amené la malade à Lourcine, où elle a été traitée (service de M. le Dr Péan) par des pilules mercurielles et de l'iodure de potassium. — Elle est sortie guérie, et même ses cheveux ont repoussé presque intégralement.

Au dehors, la malade a continué la médication pendant quelques mois, revenant de temps à autre aux consultations de l'hôpital où nous l'avons vue alors pour la première fois.

Enfin, il y a un mois environ, elle a senti deux duretés, « comme deux noyaux », qui se formaient dans sa langue. Un troisième noyau s'est bientôt constitué au voisinage des deux autres. Puis, tous les trois se sont ulcérés, et c'est là ce qui l'a décidée à venir de nouveau réclamer nos soins.

Aujourd'hui, nous constatons sur l'extrémité de la langue trois ulcérations bien circonscrites, à bords adhérents et nettement découpés, à fond grisâtre, *bourbillonneux*, à base engorgée, rénitente. Ce sont, d'aspect, des types de *lésions gommeuses*. — Pas d'adénopathie symptomatique. — Nul autre accident.

Traitement : iodure de potassium, à la dose quotidienne de 3 à 5 grammes, progressivement. — Badigeonnages deux fois par jour à la teinture d'iode. — Gargarismes d'eau de guimauve, et pulvérisations sur la langue avec solution iodurée.

Guérison rapide.

NOTE III

INFLUENCE HÉRÉDITAIRE DE LA SYPHILIS MATERNELLE.

« D'une façon très-positive, l'influence syphilitique de la mère est véritablement *pernicieuse* pour le fœtus... » (Page 71.)

C'est là ce que vont établir avec une évidence numérique malheureusement trop parfaite les deux statistiques suivantes, qui sont empruntées à des sources diverses et que, pour des raisons sus-mentionnées, j'ai cru devoir laisser désunies.

I

La première de ces deux statistiques est relative à des femmes syphilitiques observées en ville, dans la clientèle privée. Elle se compose de 85 cas de grossesses, qui, à ne les envisager que par leur résultat le plus formel et le moins sujet à erreur, à savoir la *mort* ou la *survie de l'enfant*, nous ont fourni les chiffres suivants :

Cas de survie	27
Cas de mort (avortements ; — accouchements prématurés ; — enfants mort-nés ; — enfants morts à courte échéance après l'accouchement)	58
Total	85

Voici le détail de ces divers cas.

Obs. I. — X..., 19 ans. — Chancre induré de la lèvre, méconnu comme nature. — Syphilide papulo-squammeuse. — Pas de traitement. — Fausse couche de trois mois (1).

Obs. II. — 21 ans. — Contagionnée dès le début de son mariage. — Roséole ; syphilides papulo-érosives de la vulve et de l'anus. — Traitement mercuriel de quelques mois. — Grossesse. — Accouchement à sept mois environ. — Enfant très chétif, mourant à l'âge de cinq jours.

Obs. III. — 25 ans. — Syphilis à début inconnu. — Grossesse. — Traitement mercuriel, peu prolongé. — Accouchement à terme. — Enfant syphilitique, énergiquement traité et survivant (âgé de neuf ans actuellement).

Obs. IV. — 28 ans. — Syphilis à début inconnu. — Divers accidents secondaires. — Traitement prolongé (mercure et iodure de potassium). — Grossesse six ans après les premiers accidents. — Accouchement à terme. — Enfant sain et survivant. — Deux ans après la naissance de l'enfant, syphilides superficielles de la langue.

Obs. V. — 31 ans. — Contagionnée dès les premiers temps de son mariage. — Traitement très irrégulier et peu prolongé. — Quatre grossesses en cinq ans. — Première grossesse : accouchement à sept mois et demi ; enfant très petit, cachectique, né avec une éruption spécifique, et mourant en quelques jours. — Les trois autres grossesses se terminent par avortement.

Obs. VI. — 25 ans. — Mari syphilitique. — Grossesse dès le début du mariage. — Syphilis par conception. — Syphilide papulo-squammeuse ; syphilides vulvaires et buccales. — Traitement mercuriel de quelques semaines. — Accouchement avant terme. — Enfant né avec une éruption syphilitique, mort à onze jours.

Obs. VII. — 21 ans. — Contagionnée dès les premiers temps de son mariage (syphilis par conception, au moins probable). — Traitement spécifique longtemps prolongé. — Premier enfant syphilitique, survivant. — Deuxième grossesse terminée par avortement (causes accidentelles à invoquer). — Troisième et quatrième grossesse se terminant à terme ; enfants sains et vivants.

Obs. VIII. — (Voy. page 137.)

Obs. IX. — 21 ans. — Contagionnée par son mari dans les derniers mois d'une première grossesse. — Chancre vulvaire, roséole, céphalée.

(1) Je ne mentionnerai ici, bien entendu, que les fausses couches absolument *spontanées*, je veux dire survenant en dehors de toute cause accidentelle et ne pouvant être rationnellement imputées qu'à une influence spécifique. J'ai rigoureusement exclu de cette statistique tous les cas où subsistait le moindre soupçon sur l'action possible d'une cause quelconque étrangère à la syphilis.

— Traitement spécifique assez prolongé. — Accouchement à terme. — Enfant syphilitique, mourant en quelques jours. — Deuxième grossesse : accouchement à huit mois. — Enfant présentant des taches syphilitiques à sa naissance, mort en une demi-heure. — Troisième grossesse : accouchement à terme. — Enfant sain d'apparence, mourant de convulsions à sept mois, d'une façon subite. — Quatrième grossesse : accouchement à terme. — Enfant sain, survivant. — Cinquième grossesse : accouchement avant terme. — Enfant mort en quelques heures. — Sixième grossesse : avortement. — Septième grossesse : accouchement à terme. — Enfant sain, survivant.

Obs. X. — 23 ans. — Syphilis à début inconnu. — Divers accidents secondaires. — Traitement de quelques semaines. — Accouchement à terme. — Enfant syphilitique, infectant sa nourrice et mourant à l'âge d'un mois. — Seconde grossesse cinq ans plus tard, après traitement prolongé. — Enfant sain, survivant.

Obs. XI. — Contagionnée par son mari. — Divers accidents secondaires. — Traitement peu prolongé. — Trois grossesses : premier enfant mort à six semaines ; — deuxième enfant mourant après trois heures ; — troisième enfant mort-né. — A ce moment, traitement spécifique, qui est prolongé plusieurs années. — Quatrième grossesse : enfant sain, survivant.

Obs. XII. — 21 ans. — Syphilis datant de quelques mois ; syphilide papulo-squammeuse, syphilides linguales, onyxis. — Traitement de deux à trois mois. — Avortement.

Obs. XIII. — 28 ans. — Contagionnée par son mari. — Traitement de quinze jours. — Première grossesse, donnant un enfant syphilitique qui meurt en quelques jours. — Le mari et la femme se soumettent alors à un traitement spécifique qui est poursuivi pendant deux ans. — Deuxième grossesse trois ans plus tard. Enfant sain, survivant.

Obs. XIV. — 17 ans. — Chancre vulvaire ; syphilide papuleuse, psoriasis palmaire, céphalée. — Traitement écourté, à doses très faibles. — Grossesse dans la seconde année de la maladie. — Accouchement avant terme. — Enfant mourant en trois semaines, dans un état d'effroyable consomption.

Obs. XV. — 27 ans. — Syphilis en 1869 : syphilides vulvaires confluentes, syphilides buccales. — Traitement de quelques semaines. — Accouchement prématuré en 1870 ; enfant mort. — Accouchement prématuré en 1871 ; enfant mort.

Obs. XVI. — (V. page 138.)

Obs. XVII. — 22 ans. — Syphilis par conception. — Syphilide érythémato-papuleuse ; syphilides amygdaliennes, céphalée. — Traitement de quelques mois. — Accouchement à sept mois. — Enfant sain d'apparence, mort subitement après quelques jours.

Obs. XVIII. — 22 ans. — Syphilis par conception. — Accidents secondaires vers le cinquième mois de la grossesse. — Traitement mercuriel. — Accouchement à sept mois et demi. — Enfant affecté d'une syphilis grave ; énergiquement traité, il survit.

Obs. XIX. — 30 ans. — Syphilis en 1872. — Chancre méconnu. — Syphilides vulvaires et buccales ; alopécie. — Traitement de quelques mois. — Avortement en 1875.

Obs. XX. — 25 ans. — Contagionnée dès le début du mariage. — Chancres vulvaires, syphilides. — Quatre mois de traitement. — Deux fausses couches dans les deux premières années qui suivent le mariage. — La cinquième année, enfant syphilitique, survivant. — Contamination de la nourrice.

Obs. XXI. — 29 ans. — Syphilides cutanées ; syphilides vulvaires. — Traitement de quelques mois. — Grossesse dans les premiers mois de la maladie ; avortement.

Obs. XXII. — 30 ans. — Syphilis à début méconnu, se manifestant dans le cours d'une grossesse. — Syphilide papuleuse. — Psoriasis palmaire. — Onyxis. — Traitement de quelques semaines. — Accouchement à terme. — Enfant mort à quinze jours.

Obs. XXIII. — 29 ans. — Syphilis à début inconnu, non traitée. — Syphilide papuleuse ; syphilides buccales. — Avortement. — Ultérieurement, périostoses et accidents de syphilis cérébrale.

Obs. XXIV. — 22 ans. — Accidents de syphilis secondaire dans le cours d'une grossesse. — Roséole ; céphalée ; névralgies intenses ; rétino-choroïdite. — Traitement de quelques mois. — Avortement.

Obs. XXV. — 25 ans. — Chancre induré vulvaire. — Roséole. — Syphilides linguales. — Traitement de quelques semaines. — Grossesse six mois après le début de la maladie. — Avortement.

Obs. XXVI. — 23 ans. — Contagionnée dès le début de son mariage et devenue enceinte simultanément. — Traitement de quelques mois. — Accouchement à huit mois d'un enfant mort. — Trois grossesses les trois années suivantes ; traitement de quelques mois dans le cours de chaque grossesse. — Deuxième enfant syphilitique, mort à deux mois. — Troisième enfant syphilitique ; traité énergiquement, il survit. — Quatrième enfant sain, bien portant.

Obs. XXVII. — 22 ans. — Chancre induré de la fesse en 1870. — Syphilide papuleuse. — Syphilides vulvaires et buccales. — Périostite frontale. — Dix mois de traitement régulier (mercure et iodure de potassium). — Accouchement à terme, en décembre 1872. — Enfant sain.

Obs. XXVIII. — 20 ans. — Contagion au sixième mois d'une grossesse. — Chancre induré vulvaire. — Syphilides amygdaliennes. — Traitement commencé seulement au huitième mois. — Cinq jours après, accouchement d'un enfant macéré.

Obs. XXIX. — 19 ans. — Accidents secondaires apparaissant dans les premiers mois d'une grossesse. — Syphilide érythémato-papuleuse. — Syphilides vulvaires. — Céphalée. — Traitement de deux mois. — Accouchement d'un enfant mort.

Obs. XXX. — 20 ans. — Accidents secondaires apparaissant dès le troisième mois d'une grossesse. — Traitement de quelques mois. — Avortement. — Au delà, traitement mercuriel et ioduré longtemps poursuivi. — Deuxième grossesse deux ans plus tard. — Accouchement à terme. — Enfant sain. — Onyxis, consécutivement à l'accouchement.

Obs. XXXI. — 27 ans. — Accidents secondaires apparaissant dans le cours d'une grossesse. — Traitement de quelques mois. — Avortement. — Deuxième grossesse. — Accouchement prématuré, enfant mort à quinze jours. — Troisième grossesse. — Accouchement à terme. — Enfant syphilitique, traité, survivant.

Obs. XXXII. — 25 ans. — Syphilis à début inconnu, non traitée. — Grossesse de trois à quatre mois. — Syphilide papulo-squammeuse; ulcération de l'amygdale ; alopécie. — Avortement.

Obs. XXXIII. — 27 ans. — Syphilis à début inconnu, non traitée. — Grossesse de quatre mois. — Syphilides amygdaliennes. — Douleurs ostéocopes. — Avortement.

Obs. XXXIV. — 23 ans. — Accidents secondaires apparaissant dans le cours d'une grossesse. — Nul traitement. — Avortement.

Obs. XXXV. — 26 ans. — Syphilis transmise par le cathétérisme de la trompe d'Eustache et restée longtemps méconnue. — Syphilide herpétiforme ; ecthyma ; céphalée, névralgies. — Traitement de quelques mois. — Avortement.

Obs. XXXVI. — 25 ans. — Syphilis à début inconnu et non traitée. — Divers accidents secondaires. — Première grossesse ; enfant mort-né. — Deuxième grossesse ; enfant mort à 15 jours. — Consécutivement, syphilide tuberculeuse.

Obs. XXXVII. — 24 ans. — Roséole. — Syphilide papuleuse. — Syphilides buccales. — Traitement de cinq à six mois. — Grossesse dans la seconde année de la maladie. — Avortement.

Obs. XXXVIII. — 31 ans. — Syphilis méconnue. — Cicatrices nettement spécifiques. — Nul traitement. — Avortement. — Quelques années plus tard, syphilis du cerveau; mort.

Obs. XXXIX. — 27 ans. — Contagionnée dès le début de son mariage. — Traitement de quelques mois. — Deux grossesses terminées par avortement. — Ultérieurement, gomme du voile palatin et perforation du voile.

Obs. XL. — 25 ans. — Contagion dans le troisième mois d'une grossesse. — Chancre induré d'une petite lèvre. — Syphilide papuleuse. — Traitement d'un mois. — Accouchement à terme. — Enfant syphilitique, traité, mort à huit mois. — Traitement régulier et prolongé, à la suite de l'accouchement. — Trois ans plus tard, seconde grossesse. — Enfant sain, survivant.

Obs. XLI. — 23 ans. — Syphilis à début inconnu. — Syphilide papulocroûteuse ; syphilides buccales. — Traitement irrégulier. — Grossesse cinq ans après l'infection. — Accouchement presque à terme. — Enfant syphilitique, mort rapidement. — Deux fausses couches les deux années suivantes.

Obs. XLII. — 22 ans. — Contagionnée dans le second mois d'une grossesse. — Chancre parcheminé de la vulve. — Syphilides vulvaires. — Traitement mercuriel jusqu'à la fin de la grossesse. — Accouchement à terme. — Enfant survivant, n'ayant jamais présenté qu'une éruption légère, restée douteuse comme nature.

Obs. XLIII. — 23 ans. — Contagion de syphilis et grossesse dès le début du mariage. — Nul traitement. — Avortement à deux mois.

Obs. XLIV. — 22 ans. — Grossesse dès le début du mariage. — Accidents de syphilis secondaire apparus dès le troisième ou le quatrième mois de la gestation. — Traitement de quelques mois. — Accouchement à terme. — Enfant syphilitique, traité, survivant. — (Cet enfant a contagionné sa nourrice, laquelle a transmis la syphilis : 1° à son enfant ; 2° à son mari.)

Obs. XLV. — 23 ans. — Accidents secondaires faisant invasion dans le cinquième mois d'une grossesse. — Traitement mercuriel. — Accouchement à terme. — Enfant syphilitique, traité, survivant. — Contagion transmise à la nourrice.

Obs. XLVI. — 20 ans. — Contagionnée dès le début du mariage. — Traitement de quelques semaines. — Deux avortements dans la première année. — Reprise du traitement qui est continué deux ans et demi. — Grossesse quatre ans plus tard. — Accouchement à terme; enfant sain (âgé actuellement de cinq ans).

II

Notre seconde statistique a été recueillie sur des malades observées dans la pratique hospitalière, soit à Lourcine pour le plus grand nombre, soit à Saint-Louis. Elle nous a fourni les résultats suivants :

Cas de survie de l'enfant......................	22
Cas de mort de l'enfant (avortements ; — accouchements prématurés ; — mort-nés ; — enfants morts à courte échéance après l'accouchement).	145
TOTAL............	167

Voici les observations qui ont fourni les éléments de cette statistique.

OBS. I. — 27 ans. — Syphilis à début inconnu. — Roséole et syphilides vulvaires en 1872. — Pas de traitement. — En 1875, accouchement à sept mois ; enfant mort-né. — En 1879, syphilide tuberculeuse, prenant la forme phagédénique.

OBS. II. — 30 ans. — Syphilis en 1868 : éruptions cutanées, syphilides des muqueuses, alopécie. — Traitement très-court. — En 1869, accouchement à terme d'un enfant mort. — En 1875, fausse couche de trois mois. — En 1878, énorme gomme de la région sternale.

OBS. III. — 25 ans. — Syphilis à début inconnu, mais de date assurément récente. — Syphilides papulo-hypertrophiques de la vulve ; croûtes du cuir chevelu. — Traitement très irrégulier. — Avortement à quatre mois.

OBS. IV. — 35 ans. — En 1877, syphilis survenant dans le cours d'une grossesse ; syphilides papulo-hypertrophiques de la vulve et du périnée. — Traitement de quelques mois. — Accouchement à terme. — Enfant mort de convulsions, à l'âge d'un mois. — Deuxième grossesse en 1878 ; avortement

OBS. V. — 21 ans. — Grossesse de huit mois. — Syphilides génitales et péri-anales. — Nul traitement jusqu'à l'entrée à l'hôpital. — Traitement mercuriel. — Accouchement à terme. — Enfant syphilitique, mourant à cinq mois.

OBS. VI. — 27 ans. — Syphilis héréditaire probable. — Syphilide tuberculo-ulcéreuse de forme phagédénique, ayant débuté à l'âge de huit ans et persistant encore dix-neuf ans plus tard. Cette lésion a parcouru toute l'étendue d'un membre inférieur, en affectant une marche serpigineuse. — Guérie très rapidement par le traitement spécifique. — Cinq grossesses. — Première grossesse : enfant mort à deux ans et demi. — Deuxième grossesse : enfant mort à six mois. — Troisième grossesse : enfant affecté « d'une vaste plaie qui avait envahi toute la poitrine ; » mort à trois ans. — Quatrième grossesse : enfant hydrocéphale, mort à cinq mois. — Cinquième grossesse : enfant mort subitement et « sans maladie », à l'âge de trois mois.

Obs. VII. — 39 ans. — Syphilis ignorée. — En 1877, syphilide gommeuse, ayant détruit la cloison nasale et la sous-cloison. — Cicatrices multiples et très larges, disséminées sur tout le corps. Les lésions d'où dérivent ces cicatrices remontent à une quinzaine d'années. — Deux grossesses en 1867 et 1868. — Premier enfant mort à un an (cause inconnue) ; deuxième enfant mort à trois semaines, en état de consomption.

Obs. VIII. — Syphilis à 25 ans : roséole, plaques muqueuses, alopécie, douleurs ostéocopes, accès fébriles. — Plus tard, syphilide ulcéreuse ayant laissé de profondes cicatrices. — Traitement irrégulier. — Première grossesse à 30 ans ; enfant syphilitique, survivant. — Deuxième grossesse, l'année suivante ; enfant survivant. — Cinq ans plus tard, rupia.

Obs. IX. — 23 ans. — En 1874, grossesse, dans le cours de laquelle apparaissent des syphilides cutanées et muqueuses. — Accouchement à terme ; enfant mourant à trois mois (cause ignorée). — Deuxième grossesse en 1875 ; avortement à trois mois. — Troisième grossesse en 1876 ; avortement à sept mois. — Traitement toujours très irrégulier. — Ultérieurement, en 1878, syphilide ulcéreuse de la vulve.

Obs. X. — 25 ans. — Syphilis ignorée. — Gomme du pharynx en 1878. — La même année, accouchement avant terme ; enfant mort de convulsions à huit jours.

Obs. XI. — 29 ans. — Syphilis ignorée. — Syphilides vulvaires et buccales. — Alcoolisme. — Grossesse. — Enfant syphilitique, soumis à un traitement énergique, survivant.

Obs. XII. — 22 ans. — Accidents de syphilis secondaire dans le cours d'une grossesse. — Traitement très court. — Accouchement prématuré ; enfant mort-né. — L'année suivante, deuxième grossesse ; accouchement à terme ; enfant mort à six semaines. — L'année suivante, troisième grossesse ; accouchement à terme ; enfant mort le premier jour. — Ultérieurement, syphilide papulo-squammeuse de forme circinée.

Obs. XIII. — 21 ans. — Syphilis en 1875. — Contagion dans le cours d'une grossesse. — Chancre induré de la vulve. — Angine secondaire, névralgies, alopécie. — Nul traitement. — Avortement. — Seconde grossesse. — Accouchement prématuré d'un enfant mort-né. — En 1878, périostoses tibiales.

Obs. XIV. — 20 ans. — Accidents de syphilis secondaire apparus dans le cours d'une grossesse. — Traitement mercuriel de deux mois et demi. — Accouchement prématuré. — Enfant syphilitique, mort à dix jours.

Obs. XV. — 22 ans. — Grossesse. — Contagion au début de la grossesse. — Chancre du col utérin. — Roséole. — Syphilides vulvaires. — Croûtes du cuir chevelu. — Traitement mercuriel peu prolongé. — Accouchement avant terme. — Enfant mort-né.

Obs. XVI. — 18 ans. — Contagion au début même d'une grossesse. — Chancre du col utérin. — Roséole. — Syphilides vulvaires. — Psoriasis palmaire. — Traitement de quelques semaines. — Avortement au troisième mois.

Obs. XVII. — 22 ans. — Grossesse de cinq mois et demi. — Chancre induré de la vulve. — Roséole. — Traitement de quelques semaines. — Accouchement prématuré. — Enfant mort-né.

Obs. XVIII. — 19 ans. — Syphilis en 1869. — Chancre du col utérin. — Céphalée. — Périostoses crâniennes. — Pas de traitement régulier. — Grossesse en 1871. — Avortement.

Obs. XIX. — 20 ans. — Accidents de syphilis secondaire en 1872. — Syphilides papulo-érosives de la vulve. — Traitement de quelques mois. — En 1875, grossesse. — Accouchement à terme. — Enfant probablement syphilitique, mort à quatre mois.

Obs. XX. — 27 ans. — Syphilis à début inconnu. — Syphilides vulvaires. — Avortement trois semaines après l'entrée à l'hôpital.

Obs. XXI. — Sept avortements ou accouchements prématurés. (V. l'observation complète, p. 243.)

Obs. XXII. — 20 ans. — Grossesse dans le cours de laquelle apparaissent divers accidents secondaires (roséole, syphilides vulvaires, éruption croûteuse du cuir chevelu, alopécie). — Traitement de quelques semaines. — Avortement à six mois et demi.

Obs. XXIII. — 20 ans. — Grossesse de huit mois, au moment de l'entrée à l'hôpital. — Syphilides papulo-hypertrophiques vulvaires. — Roséole. — Amaigrissement. — Alopécie. — Asthénie. — Traitement par frictions mercurielles et iodure de potassium. — Accouchement à terme. — Enfant syphilitique, mort à six semaines en état de cachexie.

Obs. XXIV. — 18 ans. — Contagion contemporaine du début d'une grossesse. — Syphilide papuleuse. — Syphilides vulvaires. — Traitement de six semaines. — Avortement à six mois et demi.

Obs. XXV. — 22 ans. — Grossesse de sept mois. — Syphilis à début inconnu. — Syphilides vulvaires confluentes, alopécie, accès fébriles. — Traitement mercuriel. — Accouchement à terme. — Enfant mort de convulsions, à cinq semaines.

Obs. XXVI. — 26 ans. — Syphilis secondaire d'origine récente. — Nul traitement. — Avortement à quatre mois.

Obs. XXVII. — 17 ans. — Grossesse de sept mois. — Syphilides papulo-ulcéreuses de la vulve. — Traitement mercuriel de quatre semaines. — Accouchement à huit mois. — Enfant mort-né.

Obs. XXVIII. — 26 ans. — Grossesse de six mois. — Syphilis paraissant dater de quatre mois. — Syphilides vulvaires, péri-vulvaires, anales, génito-crurales, buccales. — Roséole circinée. — Traitement de quelques semaines. — Accouchement à huit mois. — Enfant mort-né.

Obs. XXIX. — 22 ans. — Grossesse de cinq mois et demi. — Syphilis à début inconnu. — Syphilide papulo-squammeuse; céphalée; douleurs rhumatoïdes; fièvre spécifique; périostite frontale; entérite; amaigrissement; imminence de cachexie. — Traitement spécifique et tonique. — Accouchement à huit mois. — Enfant ne vivant que deux heures.

Obs. XXX. — 18 ans. — Grossesse de sept mois. — Chancre induré de la lèvre supérieure. — Syphilides amygdaliennes. — Traitement mercuriel. — Accouchement à terme. — Enfant sain, survivant.

Obs. XXXI. — 21 ans. — Chancre induré de la vulve, au quatrième mois d'une grossesse. — Traitement mercuriel. — Avortement à six mois.

Obs. XXXII. — 18 ans. — Grossesse de deux mois. — Roséole, croûtes du cuir chevelu, céphalée. — Traitement mercuriel. — Avortement à trois mois.

Obs. XXXIII. — 24 ans. — Syphilis datant de cinq ans. — Traitement très court. — Syphilide ulcéreuse de la vulve. — Grossesse. — Accouchement à terme. — Enfant mort le dixième jour.

Obs. XXXIV. — 23 ans. — Syphilis en 1869. — Traitement de deux à trois mois. — En 1871, grossesse. — Chancres simples et bubon suppuré. — Syphilide papulo-squammeuse; syphilides vulvaires. — Accouchement à terme. — Enfant syphilitique, mort à quinze jours.

Obs. XXXV. — 18 ans. — Chancre syphilitique en mai 1868. — Roséole. — Nul traitement. — Accouchement à terme en juin 1868. — Enfant ne vivant que cinq heures.

Obs. XXXVI. — 24 ans. — Grossesse de neuf mois. — Chancres indurés vulvaires; céphalée; alopécie. — Accouchement à terme deux jours après l'entrée à l'hôpital. — Enfant syphilitique, mort à quatre mois.

Obs. XXXVII. — 22 ans. — Grossesse. — Contagion dans le cours du huitième mois. — Chancre syphilitique de la vulve. — Traitement mercuriel. — Accouchement presque à terme. — Enfant chétif, mais survivant (perdu de vue à l'âge de six semaines).

Obs. XXXVIII. — 29 ans. — Accidents secondaires dans le cours d'une grossesse. — Traitement irrégulier, écourté. — Accouchement à huit mois. — Enfant mort à six jours.

Obs. XXXIX. — 17 ans. — Syphilis secondaire à début inconnu. — Nul traitement. — Avortement à quatre mois.

Obs. XL. — 21 ans. — Grossesse de deux à trois mois. — Syphilides papulo-érosives vulvaires. — Traitement de deux mois. — Accouchement à terme. — Enfant syphilitique, mort à quatre semaines.

Obs. XLI. — 30 ans. — Chancre syphilitique au cinquième mois d'une grossesse. — Roséole, alopécie, syphilides buccales. — Traitement de deux mois. — Accouchement à sept mois et demi. — Enfant mort-né.

Obs. XLII. — 25 ans. — Grossesse de cinq mois. — Syphilis à début inconnu. — Nul traitement. — Roséole, syphilides vulvaires. — Avortement le lendemain de l'entrée à l'hôpital.

Obs. XLIII. — 22 ans. — Grossesse de huit mois. — Syphilis à début inconnu. — Syphilides génitales; syphilides cutanées. — Traitement de trois semaines. — Accouchement à terme. — Enfant mort à cinq jours.

Obs. XLIV. — 22 ans. — Accidents de syphilis secondaire se manifestant dans le cours d'une grossesse. — Syphilides vulvaires. — Nul traitement. — Avortement à cinq mois et demi.

Obs. XLV. — 22 ans. — Grossesse de huit mois. — Roséole. — Syphilides vulvaires. — Traitement mercuriel. — Accouchement à terme. — Enfant chétif, rabougri, mort à cinq jours.

Obs. XLVI. — 30 ans. — Grossesse de huit mois. — Accidents secondaires se manifestant dans la seconde moitié de la grossesse. — Syphilides vulvaires ; périostose temporale ; céphalée; asthénie, amaigrissement. — Accouchement prématuré. — Enfant mort à quatre jours.

Obs. XLVII. — 28 ans. — Grossesse de huit mois. — Accidents secondaires survenus pendant la grossesse. — Syphilide papuleuse; céphalée, névralgies, analgésie. — Pas de traitement sérieux. — Accouchement à terme. — Enfant mort le jour de sa naissance.

Obs. XLVIII. — 26 ans. — Accidents de syphilis secondaire se produisant dans la seconde moitié d'une grossesse. — Syphilides vulvaires. — Traitement de quelques semaines. — Accouchement à sept mois et demi. — Enfant chétif, mourant en quelques heures.

Obs. XLIX. — 27 ans. — Syphilis secondaire à début inconnu. — Syphilides cutanées; syphilides vulvaires et buccales. — Pas de traitement sérieux. — Accouchement presque à terme. — Enfant syphilitique, mort à quinze jours.

Obs. L. — 23 ans. — Syphilis à début inconnu. — Syphilides vulvaires. — Traitement de quelques semaines. — Avortement à six mois et demi.

Obs. LI. — 19 ans. — Accidents de syphilis secondaire apparus dans les premiers mois d'une grossesse. — Traitement mercuriel et ioduré à doses minimes. — Accouchement à terme. — Enfant probablement syphilitique, mort à un mois.

Obs. LII. — 19 ans. — Chancre induré de la vulve au quatrième mois d'une grossesse. — Syphilides vulvaires. — Traitement spécifique. — Accouchement à terme. — Enfant mort à quatre jours.

Obs. LIII. — 20 ans. — Syphilis à début inconnu. — Accidents secondaires multiples. — Nul traitement. — Accouchement à sept mois. — Enfant mort à deux mois (probablement syphilitique).

Obs. LIV. — 22 ans. — Syphilis en 69, vers la fin d'une première grossesse. — Traitement de quinze jours. — Enfant sain, survivant. — En 72, seconde grossesse. — Avortement à six mois. — Ultérieurement, syphilide gommeuse.

Obs. LV. — 25 ans. — Syphilis à début inconnu. — Accidents secondaires. — Grossesse. — Hydramnios. — Accouchement à sept mois. — Enfant mort-né.

Obs. LVI. — 20 ans. — Accidents de syphilis secondaire coïncidant avec le début d'une grossesse. — Syphilides vulvaires, croûtes du cuir chevelu. — Traitement de deux mois. — Accouchement à terme. — Enfant petit, rabougri, mort dans les vingt-quatre heures.

Obs. LVII. — 21 ans. — Syphilis secondaire à début inconnu. — Grossesse de sept mois. — Traitement de quelques semaines. — Accouchement d'un enfant mort.

Obs. LVIII. — 19 ans. — Grossesse de cinq mois. — Syphilis secondaire paraissant dater de deux à trois mois. — Traitement de quelques semaines. — Avortement.

Obs. LIX. — 20 ans. — Grossesse de sept mois et demi. — Syphilis à début inconnu. — Syphilides vulvaires et amygdaliennes ; céphalée, douleurs névralgiformes. — Syphilide pigmentaire du cou. — Traitement de quelques semaines. — Accouchement à terme. — Enfant mort en quelques heures.

Obs. LX. — 24 ans. — Grossesse de huit mois. — Syphilis à début inconnu. — Syphilides vulvaires. — Nul traitement. — Enfant mort-né.

Obs. LXI. — 24 ans. — Grossesse de huit mois. — Syphilis paraissant remonter à trois mois. — Syphilides vulvaires. — Accès fébriles. — Traitement d'un mois. — Accouchement à terme. — Enfant syphilitique, traité, survivant.

Obs. LXII. — 23 ans. — Grossesse au quatrième mois d'une syphilis. — Syphilides vulvaires. — Céphalée. — Nul traitement. — Accouchement prématuré. — Enfant mort-né.

Obs. LXIII. — 22 ans. — Grossesse de six mois. — Contagion pendant la grossesse. — Roséole. — Syphilides confluentes de la vulve, du périnée, de l'anus, des plis génito-cruraux. — Amaigrissement. — Nul traitement. — Avortement.

Obs. LXIV. — 29 ans. — Grossesse de quatre à cinq mois. — Syphilis à début inconnu. — Syphilides confluentes de la vulve, de l'anus, de la bouche. — Chloro-anémie. — Céphalée. — Analgésie. — Traitement très court et irrégulier. — Accouchement à sept mois. — Enfant mort à douze jours.

Obs. LXV. — 20 ans. — Grossesse de six mois. — Accidents secondaires apparus pendant la grossesse. — Syphilides confluentes de la vulve ; psoriasis palmaire, syphilide papulo-squameuse. — Traitement mercuriel intense (proto-iodure, de 5 à 20 centigrammes par jour pendant trois mois). — Accouchement à terme. — Enfant vivant, paraissant sain (perdu de vue à l'âge de douze jours).

Obs. LXVI. — 20 ans. — Syphilis secondaire de date récente. — Syphilides de la vulve et de la gorge. — Grossesse. — Pas de traitement. — Accouchement presque à terme. — Enfant syphilitique, mort de convulsions à l'âge de trois semaines.

Obs. LXVII. — 44 ans. — Syphilis coïncidant avec le début d'une grossesse. — Syphilides papulo-hypertrophiques de la vulve et de l'anus ; syphilides buccales ; alopécie ; syphilide papulo-squameuse, herpétiforme sur plusieurs points. — Nul traitement. — Avortement à six mois.

Obs. LXVIII. — 22 ans. — Syphilis apparue dès le début d'une grossesse. — Accidents secondaires multiples. — Traitement de deux à trois mois. — Accouchement à terme. — Enfant mort-né.

Obs. LXIX. — 19 ans. — Apparition d'accidents secondaires dans le troisième mois d'une grossesse. — Nul traitement. — Accouchement à sept mois. — Enfant mort-né.

Obs. LXX. — 26 ans. — Chancre induré vulvaire, apparu au troisième mois d'une grossesse. — Traitement de deux à trois mois. — Accouchement à sept mois et demi. — Enfant mort-né.

Obs. LXXI. — 20 ans. — Grossesse de cinq mois. — Syphilis secondaire à début inconnu. — Syphilides vulvaires, fièvre syphilitique, périostite costale. — Traitement de quelques mois. — Accouchement à terme. — Enfant mort-né.

Obs. LXXII. — 21 ans. — Contagion au troisième mois d'une grossesse. — Chancre induré de la vulve. — Syphilides vulvaires. — Traitement de quelques semaines. — Avortement.

Obs. LXXIII. — 19 ans. — Syphilis à début inconnu. — Syphilide papulo-squameuse, alopécie, syphilides amygdaliennes. — Traitement de plusieurs mois. — Accouchement à terme. — Enfant syphilitique, mort à trois semaines.

Obs. LXXIV. — 26 ans. — Syphilis à début inconnu. — Syphilide papuleuse. — Syphilides vulvaires de forme circinée. — Céphalée. — Grossesse. — Traitement peu prolongé. — Avortement.

Obs. LXXV. — 20 ans. — Grossesse de quatre à cinq mois. — Syphilis à début inconnu. — Accidents secondaires. — Traitement de quelques semaines. — Accouchement prématuré. — Enfant mort à cinq jours.

Obs. LXXVI. — 22 ans. — Contagion dans les premiers mois d'une grossesse. — Syphilides vulvaires, anales, amygdaliennes. — Céphalée. — Traitement mercuriel prolongé plusieurs mois. — Accouchement à terme. — Enfant sain (perdu de vue à l'âge de sept semaines).

Obs. LXXVII. — 20 ans. — Grossesse. — Syphilis à début inconnu. — Syphilide pustulo-crustacée. — Nul traitement. — Accouchement à sept mois. — Enfant mort à l'âge de cinq jours.

Obs. LXXVIII. — 21 ans. — Syphilis datant de dix-huit mois. — Traitement mercuriel et ioduré très régulièrement suivi et longtemps prolongé. — Accouchement à terme, dans la seconde année de la maladie. — Enfant vivant et sain.

Obs. LXXIX. — 22 ans. — Syphilis à début inconnu. — Nul traitement. — Avortement à deux mois.

Obs. LXXX. — 28 ans. — Syphilis datant de onze ans. — Traitement très insuffisant. — Trois grossesses depuis le début de la maladie. — Trois avortements : à six semaines, à six mois, à sept mois.

Obs. LXXXI. — 24 ans. — Syphilis secondaire à début inconnu. — Syphilides vulvaires, céphalée. — Nul traitement. — Avortement à deux mois.

Obs. LXXXII. — 22 ans. — Accidents secondaires faisant invasion dans le cours d'une grossesse. — Syphilides cutanées et muqueuses. — Traitement mercuriel de plusieurs mois. — Accouchement à terme. — Enfant syphilitique, mourant à deux mois.

Obs. LXXXIII. — 25 ans. — Grossesse de trois à quatre mois. — Syphilis à début inconnu. — Roséole, psoriasis palmaire. — Syphilides vulvaires et péri-vulvaires, céphalée, douleurs névralgiformes, accès fébriles. — Traitement de quelques mois. — Accouchement prématuré. — Enfant mort-né.

Obs. LXXXIV. — 19 ans. — Grossesse. — Syphilis à début inconnu. — Syphilides vulvaires confluentes, syphilide papulo-squameuse, céphalée, troubles nerveux. — Nul traitement. — Accouchement à sept mois. — Enfant mort-né.

Obs. LXXXV. — 35 ans. — Syphilis ignorée, remontant certainement à une date très éloignée comme début. — Tumeurs gommeuses multiples. — Cinq grossesses. — Quatre enfants morts, tous dans les premiers jours de la vie. — Dernier enfant survivant.

Obs. LXXXVI. — 22 ans. — Grossesse de sept mois. — Syphilis secondaire à début inconnu. — Syphilides cutanées. — Syphilides vulvaires et buccales. — Analgésie. — Traitement de nature inconnue, régulièrement suivi pendant plusieurs mois. — Accouchement à terme. — Enfant mort à quinze jours.

Obs. LXXXVII. — 22 ans. — Grossesse de quatre à cinq mois. — Syphilis datant de quatorze mois. — Syphilides vulvaires. — Traitement de quelques mois. — Accouchement à terme. — Enfant mort à vingt jours.

Obs. LXXXVIII. — 18 ans. — Accidents de syphilis secondaire coïncidant avec le début d'une grossesse. — Traitement d'un mois. — Syphilides papulo-hypertrophiques de la vulve. — Accouchement à terme. — Enfant mort-né.

Obs. LXXXIX. — 24 ans. — Syphilis secondaire à début inconnu. — Nul traitement. — Avortement.

Obs. XC. — 27 ans. — Accidents secondaires apparus vers le sixième mois d'une grossesse. — Nul traitement. — Accouchement à terme.— Enfant mort-né.

Obs. XCI. — 19 ans. — Syphilis secondaire à début inconnu. — Nul traitement. — Avortement à cinq mois.

Obs. XCII. — 28 ans. — Syphilis secondaire à début inconnu. — Grossesse de cinq mois. — Nul traitement. — Avortement.

Obs. XCIII. — 23 ans. — Grossesse de six mois. — Syphilis secondaire à début inconnu. —Syphilides vulvaires et anales. — Traitement de quelques mois.— Accouchement à terme. — Enfant mort-né.

Obs. XCIV. — 33 ans. — Grossesse de trois mois. — Syphilides vulvaires, syphilide papulo-squameuse, psoriasis-palmaire. — Nul traitement. — Avortement à six mois.

Obs. XCV. — 22 ans. — Accidents secondaires apparus vers le cinquième mois d'une grossesse. — Syphilides vulvaires, péri-vulvaires, anales, etc. — Psoriasis palmaire. — Alopécie. — Traitement de quelques mois. — Accouchement à terme. — Enfant vivant, perdu de vue à l'âge de quinze jours.

Obs. XCVI. — 19 ans. — Syphilis secondaire à début inconnu. — Syphilides ulcéreuses de la vulve, psoriasis palmaire. — Nul traitement. — Avortement à six mois.

Obs. XCVII. — 20 ans. — Chancre syphilitique de la vulve, au cinquième mois d'une grossesse. — Roséole, syphilides buccales, syphilides interdigitales, céphalée. — Traitement mercuriel de quatre mois. — Accouchement à terme. — Enfant vivant, perdu de vue après quatre à cinq semaines.

Obs. XCVIII. — 24 ans. — Grossesse de trois à quatre mois. — Syphilis à début inconnu. — Syphilides vulvaires, anales, buccales. — Traitement de quelques mois. — Accouchement à terme. Enfant syphilitique, perdu de vue à deux mois.

Obs. XCIX. — 22 ans. — Grossesse de cinq mois environ. — Syphilis datant d'un an. — Syphilides vulvaires, péri-vulvaires et anales. — Traitement de plusieurs mois. — Accouchement à terme. — Enfant syphilitique, survivant.

Obs. C. — 28 ans. — Contagion pendant la grossesse. — Syphilides vulvaires, alopécie. — Traitement peu prolongé. — Accouchement à terme. — Enfant mort à deux mois.

Obs. CI. — 23 ans. — Syphilis secondaire à début inconnu. — Nul traitement — Avortement à deux mois et demi.

Obs. CII. — 29 ans. — Accidents de syphilis secondaire apparus dans la seconde moitié d'une grossesse. — Syphilide papulo-squameuse, syphilides vulvaires et buccales, accès fébriles. — Traitement mercuriel jusqu'à la fin de la grossesse. — Accouchement à terme. — Enfant syphilitique, traité, survivant.

Obs. CIII. — 20 ans. — Syphilis secondaire à début inconnu. — Syphilides vulvo-anales et buccales. — Traitement de nature inconnue. — Accouchement à terme. — Enfant survivant.

Obs. CIV. — 21 ans. — Accidents de syphilis secondaire apparus dans la seconde moitié d'une grossesse. — Syphilides vulvaires et buccales. — Traitement de quinze jours. — Accouchement à terme. — Enfant mort-né.

Obs. CV. — 24 ans. — Grossesse de huit mois et demi. — Syphilis à début inconnu. — Psoriasis palmaire. — Traitement de plusieurs mois. — Enfant sain, survivant.

Obs. CVI. — 20 ans. — Grossesse de trois mois. — Chancre induré de la vulve. — Syphilide papuleuse, syphilides génitales, accès fébriles. — Traitement de deux à trois mois. — Avortement.

Obs. CVII. — 21 ans. — Syphilis datant de huit mois. — Grossesse de quatre mois. — Syphilide érythémato-papuleuse, syphilides vulvo-anales. — Traitement de dix jours. — Avortement à cinq mois et demi.

Obs. CVIII. — 23 ans. — Grossesse de trois mois. — Syphilis datant de deux ans. — Syphilide papuleuse. — Syphilides vulvaires et buccales. — Traitement irrégulier. — Accouchement à huit mois. — Enfant mort en dix-sept heures.

Obs. CIX. — 22 ans. — Chancre syphilitique du col utérin au septième mois d'une grossesse. — Traitement mercuriel. — Accouchement à terme. — Enfant sain (au moins jusqu'à la sortie de l'hôpital, à l'âge de six semaines).

Obs. CX. — 20 ans. — Contagionnée dès le début de son mariage. — Chancre induré de la lèvre. — Roséole, syphilides buccales et vulvaires, céphalée, douleurs névralgiques. — Traitement de plusieurs mois. — Accouchement à terme (dix mois après le mariage). — Enfant syphilitique, mort à un mois.

Obs. CXI. — 23 ans. — Début de grossesse et accidents secondaires de syphilis (roséole, syphilides buccales). — Traitement très irrégulier. — Accouchement à huit mois. — Enfant mort-né.

Obs. CXII. — 25 ans. — Syphilis secondaire, à début inconnu. — Syphilides vulvaires; psoriasis palmaire. — Grossesse de quatre mois. — Traitement de six semaines. — Avortement.

Obs. CXIII. — 20 ans. — Contagion vers le troisième mois d'une grossesse. — Chancres syphilitiques. — Roséole, céphalée, phénomènes nerveux, analgésie, algidité périphérique, pertes de connaissance, accès fébriles. — Traitement mercuriel et ioduré, très intense, prolongé pendant toute la grossesse. — Accouchement à terme. — Enfant sain. — Six mois après l'accouchement, la mère présente quelques syphilides papulo-circinées sur les jambes.

Obs. CXIV. — 26 ans. — Début de grossesse. — Syphilis à début ignoré. — Syphilides cutanées et muqueuses. — Traitement de quelques semaines. — Avortement à trois mois. — Un an plus tard, deuxième grossesse ; enfant syphilitique, mort à cinq mois.

Obs. CXV. — 22 ans. — Grossesse de six à sept mois. — Syphilis à début ignoré. — Syphilides vulvaires et buccales ; roséole ; analgésie. — Traitement de deux à trois mois. — Accouchement à terme. — Enfant syphilitique, traité, survivant. — Contamination de la nourrice de l'enfant ; syphilis très grave chez la nourrice.

Obs. CXVI. — 22 ans. — Chancre du sein, transmis par un nourrisson syphilitique. — Syphilides cutanées ; syphilides vulvaires et buccales. — Traitement de quelques semaines. — Grossesse quelques mois plus tard. — Accouchement à terme. — Enfant syphilitique, mort à cinq semaines.

Obs. CXVII. — 19 ans. — Contagionnée dès les premiers mois de son mariage, dans le cours d'une grossesse. — Traitement de quelques jours, seulement. — Avortement.

Obs. CXVIII. — 21 ans. — Syphilis par conception. — Accidents secondaires. — Traitement de quelques semaines. — Accouchement à terme. — Enfant probablement syphilitique, mort de convulsions à un mois.

Obs. CXIX. — 31 ans. — Deux enfants sains et vivants, nés avant la contagion. — Contagion dans le cours d'une troisième grossesse. — Traitement de quelques semaines au début, et depuis lors aucune médication. — Enfant mort-né. — Quatre grossesses ultérieures d'année en année. — Trois donnent des enfants mort-nés ou mourant après quelques jours. — A la quatrième, seulement, enfant survivant, chétif, mais paraissant n'avoir jamais été affecté d'accidents spécifiques.

Obs. CXX. — 28 ans. — Contagion un an après le mariage. — Accidents secondaires multiples : syphilides cutanées et muqueuses, croûtes du cuir chevelu, alopécie, douleurs névralgiques, céphalée, etc. — Traitement insignifiant. — Six grossesses en quatre ans. — Six avortements.

Obs. CXXI. — 29 ans. — Grossesse de cinq à six mois. — Syphilis à début ignoré. — Accidents secondaires. — Traitement de quelques semaines. — Accouchement à huit mois. — Enfant mort-né.

Obs. CXXII. — 17 ans. — Syphilis récente et grossesse de deux à trois mois. — Syphilides vulvaires, anales, périnéales, amygdaliennes; croûtes du cuir chevelu. — Nul traitement. — Avortement quelques jours après l'entrée à l'hôpital.

Obs. CXXIII. — 21 ans. — Grossesse de cinq mois. — Syphilis à début ignoré. — Syphilide papuleuse; syphilides vulvaires et buccales. — Traitement de deux à trois mois. — Accouchement presque à terme. — Enfant syphilitique, mort à trois semaines.

Obs. CXXIV. — 30 ans. — Chancre au quatrième mois d'une grossesse. — Syphilides cutanées; alopécie; syphilides vulvaires. — Traitement de quelques semaines. — Accouchement avant terme. — Enfant mort-né.

Obs. CXXV. — 27 ans. — Syphilis à début ignoré. — Psoriasis palmaire; syphilides amygdaliennes; syphilides vulvaires et périnéales; alopécie. — Traitement très irrégulier. — Quatre grossesses en deux ans, depuis l'invasion de la syphilis; quatre avortements de deux à quatre mois.

Obs. CXXVI. — 25 ans. — Syphilis datant de sept mois. — Grossesse de cinq mois. — Syphilides cutanées. — Nul traitement. — Avortement deux jours après l'entrée à l'hôpital.

Obs. CXXVII. — 22 ans. — Syphilis contractée dès le début du mariage. — Nul traitement. — Avortement à trois mois. — Accidents secondaires : syphilide papuleuse, syphilides buccales, syphilides vulvaires. — Traitement de quelques semaines. — L'année suivante, avortement à cinq mois.

NOTE IV

SYPHILIS CONTRACTÉE AVANT LE MARIAGE ET FAISANT SON ÉCLOSION APRÈS LE MARIAGE.

La longueur habituelle de l'incubation syphilitique réalise parfois ce fait curieux d'une syphilis qui, contractée *avant* le mariage, ne fait son invasion première qu'*après* le mariage.

Les cas de ce genre sont naturellement très-rares. Déjà cependant j'en ai recueilli quatre observations bien authentiques. La suivante pourra servir d'exemple.

X..., âgé de 28 ans. — Bonne constitution. — Une fièvre typhoïde à l'âge de quatorze ans. — Rien autre, à part cela, que des indispositions passagères.

Comme accidents vénériens, deux blennorrhagies à vingt-deux et vingt-quatre ans, bien guéries.

Quinze jours avant l'époque fixée pour son mariage M. X... offre à ses amis un grand repas, sous prétexte de dernier adieu à la vie de garçon. Étourdi par de copieuses libations, il se laisse entraîner à terminer la nuit chez une ancienne maîtresse. Cette femme, à ce moment, était en traitement pour des accidents de syphilis secondaire, et présentait encore à la vulve quelques « boutons », que son médecin avait qualifiés (comme je l'appris plus tard) du nom de plaques muqueuses. Ultérieurement, j'ai eu l'occasion de voir cette malade à plusieurs reprises et de constater sur elle des accidents non douteux de syphilis.

M. X... se marie en plein état de santé. — Quinze jours après ses noces, il remarque sur la rainure glando-préputiale une légère rougeur, quelque peu érosive. Il n'y prête pas autrement attention, et croit s'être « écorché dans un rapport avec sa femme ». — Il n'interrompt pas les relations sexuelles. — Cependant, l'érosion persiste, s'élargit et semble se tuméfier sur ses bords. — Cautérisations avec vinaigre de Bully, et continuation des rapports. — Quelques jours plus tard, seulement, M. X... commence à s'inquiéter et consulte son médecin, qui lui exprime de vives craintes sur la nature de l'accident. — Épouvanté, il accourt chez moi, et je constate ceci : sur la rainure glando-préputiale, érosion superficielle, ovalaire, du diamètre d'une lentille ; — surface lisse, rougeâtre, à centre gris, lardacé, pseudo-membraneux ; — bords adhérents, un peu relevés ; — base rénitente, dure, et d'une dureté sèche, presque caractéristique. — Un seul ganglion, dans l'aine correspondante, dur et indolent. — Je confirme le diagnostic de mon confrère, et crois pouvoir affirmer au malade que la lésion dont il est affecté est un *chancre syphilitique*, résultat d'une contagion remontant à plusieurs semaines.

Les jours suivants, les caractères de la lésion s'accentuent davantage. La plaie s'étend et l'induration surtout devient exubérante, cartilagineuse. Plusieurs ganglions se prennent, de façon à constituer une véritable pléiade inguinale. L'infection syphilitique est alors absolument évidente.

A cette époque seulement, le malade m'avoue sa situation, et me présente la femme avec laquelle il a eu rapport quelques jours avant son mariage. La constatation de la syphilis sur cette femme et les détails qu'elle donne sur sa maladie achèvent de confirmer le diagnostic porté sur la lésion de mon client.

Six semaines plus tard, le corps du malade se couvre de roséole.

Ultérieurement, syphilides amygdaliennes ; — croûtes

du cuir chevelu ; — alopécie légère ; — adénopathies cervicales.

Traitement mercuriel. — Disparition des accidents.

La femme de ce malade ne voulut pas consentir tout d'abord à un examen que son mari avait motivé d'un prétexte quelconque. Je ne la vis en conséquence que deux mois et demi environ après son mariage. A cette époque, il ne restait plus trace d'accidents vulvaires. Mais, d'une part, la malade racontait avoir eu à la vulve, quelques semaines auparavant, un léger « bouton écorché » qui « lui avait produit une certaine enflure » d'une lèvre. D'autre part, il existait dans l'aine, du même côté que cette lésion, une pléiade ganglionnaire très-nettement accentuée et ne pouvant guère laisser de doutes sur une infection syphilitique de date récente.

Une quinzaine plus tard, la malade se plaignait de lassitude générale, de maux de tête, de douleurs vagues dans les membres. — Puis, se manifesta bientôt une roséole, qui dissipa toute incertitude sur la situation.

Ultérieurement, psoriasis palmaire ; — syphilides amygdaliennes ; — alopécie.

En résumé, donc :

1° Rapport, quinze jours *avant* le mariage, avec une femme affectée de syphilides vulvaires ;

2° Mariage en plein état de santé ;

3° Quinze jours *après* le mariage, apparition d'un chancre syphilitique, suivi, à échéance normale, d'accidents généraux ;

4° Contamination de la jeune mariée par le chancre du mari, chancre méconnu à son origine comme nature d'accident.

Mes trois autres observations sont, pour ainsi dire, calquées sur celle qu'on vient de lire. Elles sont toutes trois relatives à des chancres éclos *après* le mariage, comme conséquence d'une contagion ayant précédé le mariage de huit à dix-sept jours. — Trois fois sur quatre, les jeunes mariées subirent la contagion, et la quatrième n'y échappa que grâce au hasard d'une indisposition assez prolongée qui suspendit les rapports. — Toujours, enfin, ce fut la longue durée de l'incubation qui donna le change aux maris sur la nature de leurs accidents et qui les exposa au risque de contagionner leur femme.

NOTE V

MARIAGE PRÉMATURÉ D'UN SUJET SYPHILITIQUE. — CINQ CAS DE SYPHILIS DÉRIVANT DE LA SYPHILIS DU MARI. — MORT D'UN NOURRISSON ÉTRANGER.

L'observation suivante est intéressante à deux titres. D'une part, elle montre d'une façon générale quelles peuvent être les conséquences d'un mariage prématuré dans la syphilis. D'autre part, elle atteste les dangers afférents à l'élevage d'un enfant syphilitique, alors que cet enfant, au lieu d'être allaité par sa mère, vient à être confié à une nourrice.

I. — M. X... contracte la syphilis. Tout d'abord, il se fait traiter par un pharmacien qui lui délivre des pilules de composition « secrète ». — Quatre mois plus tard, il vient me trouver, et je constate sur lui les accidents suivants : syphilide papuleuse, couvrant le thorax et les membres ; — syphilides amygdaliennes ; — croûtes du cuir chevelu ; — alopécie ; — adénopathies cervicales. Traitement mercuriel. — Disparition des accidents en quelques semaines.

Ultérieurement, récidive d'une syphilide papulo-squameuse affectant le scrotum. — Le traitement mercuriel est repris. — Plus tard, iodure de potassium.

Le malade se traite régulièrement pendant cinq à six mois environ, au delà desquels je le perds de vue. — J'ai appris de lui depuis lors qu'à dater de ce moment, se croyant guéri, il n'avait plus suivi aucune médication.

Deux ans après le début de sa syphilis, il se marie, sans prendre conseil de moi, ni d'aucun médecin. — Il était bien loin cependant d'être guéri à cette époque, comme le démontra la réapparition de divers accidents dans les années suivantes : syphilides cutanées, érosions buccales, onyxis, périostose, etc.

II. — Quelques mois après son mariage, la femme de M. X... commença à se plaindre de névralgies dans la tête, de douleurs intenses dans les membres, d'insomnie, de malaise général, d'accès fébriles, etc. Ces divers symptômes furent d'abord traités, mais sans succès, par le sulfate de quinine. Bientôt une éruption confluente couvrit le corps, et éclaira le médecin sur la nature des accidents antérieurs qui jusqu'alors avaient résisté à sa médication.

A ce moment, cette dame me fut amenée et je constatai sur elle divers accidents de nature incontestablement syphilitique : syphilide papulo-squameuse généralisée ; psoriasis palmaire ; croûtes du cuir chevelu avec alopécie disséminée ; érosions amygdaliennes ; adénopathies cervicales, etc.

En outre, à cette même époque, début de grossesse.

Traitement mercuriel. — Disparition rapide des accidents. — Accouchement à terme d'un bel enfant, lequel, contrairement à mes recommandations expresses, est remis à une nourrice et élevé loin de Paris.

III. — J'avais perdu de vue ces deux malades depuis un certain temps, lorsqu'un jour M. X... me fait mander chez lui pour me présenter à la fois : 1° son enfant malade ; — 2° la nourrice de cet enfant contagionnée par lui ; — 3° le mari de cette nourrice contagionné par sa femme.

Et, en effet, un long interrogatoire, suivi d'un examen minutieux, me révèle toute la série des faits suivants :

1° L'enfant est d'abord resté indemne de tout symptôme

morbide pendant les quatre ou cinq premières semaines. Au delà, il a eu le corps couvert de boutons, notamment au niveau des fesses ; sa bouche s'est ulcérée ; son nez « a coulé à profusion ». Il s'est amaigri, étiolé, et l'on a craint pour sa vie pendant quelques mois. Cependant il a pris le dessus, grâce à un traitement qui lui a été prescrit par le médecin de la localité (frictions mercurielles, bains de sublimé, iodure de potassium). — Actuellement encore, il présente divers accidents spécifiques : syphilides érosives aux commissures buccales ; syphilides papulo-ulcéreuses de la marge de l'anus.

2° La nourrice, quelques semaines après l'invasion des accidents sur son nourrisson, a eu le sein « ulcéré ». On ne lui a pas dit le nom de la lésion qu'elle a présentée au sein, mais elle sait avoir été traitée à cette époque par des pilules mercurielles. En outre, quelques semaines plus tard, elle a souffert de maux de gorge et d'une inflammation de la vulve, avec « boutons excoriés » ; elle a eu le corps couvert d'une éruption rouge, et les cheveux sont tombés à ce point qu'elle « croyait devenir absolument chauve ». — Je constate sur elle, à la même époque, des restes non douteux d'une syphilide squameuse, des adénopathies cervicales, une alopécie intense, et des macules pigmentaires disséminées sur le cou.

3° L'enfant de cette femme (qu'elle allaitait en même temps que l'enfant X...) était très-bien portant lors de sa naissance, et il a continué à « prospérer » pendant quelques semaines. Il y a deux mois, seulement, il s'est mis à dépérir tout à coup. Son corps s'est couvert d'une éruption boutonneuse, sa bouche s'est « ulcérée », ses jambes se sont tuméfiées ; puis il est mort dans un état de consomption. — Le médecin traitant, me dit-on, n'a pas douté que cet enfant n'ait succombé à une syphilis contractée après la naissance.

4° Enfin, le mari de la nourrice, homme de vie régulière et de moralité non contestée, est devenu malade quelques mois après sa femme. Il a commencé par présenter « plusieurs boutons à la verge » ; puis il a été affecté d'une éruption confluente, de maux de tête, de maux de gorge, etc. — Je le trouve en plein état de syphilis secondaire: syphilide érythémato-papuleuse, éruption croûteuse du cuir chevelu, adénopathies cervicales, syphilides buccales, etc. En outre, je constate sur la rainure glando-préputiale deux indurations cicatricielles, avec une double pléiade inguinale ; ce sont là sans contradiction possible, les restes de l'infection primitive.

En résumé, donc :

1° Mariage prématuré d'un sujet syphilitique ;

2° Contagion transmise par le mari à sa femme ;

3° Naissance d'un enfant syphilitique, qui, au mépris des prescriptions médicales, est confié à une nourrice ;

4° Contagion transmise par cet enfant à sa nourrice ;

5° Contagion transmise par cette nourrice à son enfant, lequel s'étiole, dépérit et meurt ;

6° Contagion transmise par cette même nourrice à son mari.

C'est-à-dire : cinq cas de syphilis et un cas de mort résultant d'un mariage prématuré en état de syphilis non éteinte !

NOTE VI

PÈRE SYPHILITIQUE. — ENFANT SYPHILITIQUE. — MÈRE SEMBLANT INDEMNE TOUT D'ABORD, MAIS PRÉSENTANT SIX ANS PLUS TARD UN ACCIDENT DE SYPHILIS TERTIAIRE.

« En 186., je donnai des soins à madame X... pendant les six derniers mois d'une grossesse, laquelle d'ailleurs ne fut entravée que par des nausées fréquentes et quelques vomissements. — Le 6 avril, cette dame accoucha d'une petite fille bien portante, saine d'apparence, pesant 3 kilogr. 152 grammes. — La délivrance se fit spontanément vingt minutes après l'accouchement. — Le placenta était sain. — Les suites de couches furent heureuses.

« Vers le dixième jour, l'enfant eut un peu de fièvre, des selles vertes, de l'érythème aux fesses. — Le quinzième jour, une éruption se montra sur divers points de la peau. Elle prit bientôt les caractères d'un ecthyma syphilitique. — Le 15 mai, des plaques muqueuses, aussi manifestes, aussi typiques que possible, apparurent à l'anus et à la vulve. — Un traitement consistant en bains de sublimé et frictions à l'onguent mercuriel eut raison assez rapidement de ces divers accidents.

« Cependant la mère continuait et continua toujours à allaiter son enfant. Elle ne cessa pas de se bien porter, et notamment elle ne présenta aucun symptôme qui pût de près ou de loin se rattacher à la syphilis. — J'ajouterai qu'un interrogatoire aussi minutieux que possible ne me fit découvrir aucun accident spécifique dans les antécédents de cette dame. — Quand elle cessa l'allaitement (quatorze mois plus tard), elle était un peu anémiée et se plaignait d'une douleur persistante entre les deux épaules. — Elle se remit rapidement, et cela sans aucune médication, par le seul fait de la cessation de l'allaitement.

« Le père, interrogé par moi sur ses antécédents, m'avait avoué que, quatre mois avant son mariage, il avait contracté un chancre infectant, et qu'au moment même de la conception il était encore affecté de divers accidents secondaires (plaques muqueuses à l'anus, plaques muqueuses aux amygdales, et croûtes disséminées du cuir chevelu).

« Donc, je me trouvais en présence : 1° d'un père syphilitique et conservant encore des accidents syphilitiques au moment de la conception de son enfant ; — 2° d'un enfant syphilitique, ayant commencé à présenter des manifestations non douteuses de syphilis au quinzième jour de la naissance ; — 3° d'une mère indemne, paraissant n'avoir éprouvé aucun accident spécifique avant son accouchement, et ayant allaité pendant quatorze mois son enfant syphilitique sans contracter de lui le moindre symptôme contagieux.

« Ce fait renversait toutes mes croyances sur l'hérédité syphilitique, et notamment ma croyance principale, à savoir : que, si un enfant naît entaché de syphilis, c'est qu'à coup sûr sa mère a été infectée. Pour moi, comme je l'ai établi dans un mémoire antérieur, *pas de syphilis de l'enfant sans syphilis de la mère*.

« Pendant six ans, il me fut loisible de suivre la santé de cette famille. Or : 1° l'enfant, soumis au traitement sus-mentionné, a survécu. Quoique un peu lymphatique, il n'a pas cessé de jouir d'une santé assez bonne ; — 2° le père, qui a suivi un traitement rigoureux et prolongé, n'a plus présenté depuis lors de manifestations spécifiques ; — 3° la mère, scrupuleusement observée, n'a pas cessé de se bien porter, à part quelques indispositions éphémères.

« J'avoue que cette observation (suivie par moi jour par jour, pour ainsi dire) ébranlait fortement mes convictions antérieures. Je me préparais même à la publier, quand, au mois d'octobre 187., madame X... se présenta chez moi, venant me consulter pour une tumeur du bras droit. Cette tumeur, située sous la peau, immédiatement au-dessus de l'olécrâne, avait le volume d'un œuf de pigeon. Elle était dure à sa circonférence et à sa base, molle au contraire dans ses parties centrales. Elle n'avait jamais déterminé de douleurs, et aujourd'hui encore elle restait indolente, même à la palpation, à la pression. Au niveau des points en voie de ramollissement, les téguments présentaient une rougeur brunâtre. — J'étudiai cette tumeur avec grand soin et arrivai à me convaincre qu'elle ne pouvait être constituée que par une *gomme syphilitique*. — Dix jours plus tard, la tumeur s'abcéda et s'ouvrit au niveau de sa portion centrale. Il en sortit un liquide qui se composait de deux parties distinctes, l'une transparente et gélatineuse, semblable à de la gomme fondue, et l'autre purulente. — Une fois la tumeur vidée, j'aperçus le fond de la plaie qui était grisâtre, comme putrilagineux. — L'ouverture s'élargit rapidement, en présentant un contour sinueux, à bords nettement découpés et taillés à pic. — La base de la tumeur restait toujours indurée. — Ces caractères, cette évolution, achevèrent de me confirmer dans mon impression première. Je diagnostiquai une tumeur gommeuse, et je ne crois pas en vérité qu'un diagnostic autre ait pu être proposé.

« Traitement par l'iodure de potassium, à doses d'abord croissantes, puis décroissantes. — Amendement rapide de la lésion. — Guérison en moins de trois semaines.

« L'évidence était donc manifeste. D'ailleurs, avec quelles autres maladies aurais-je pu confondre cette tumeur? Avec un anthrax? Avec un abcès? Mais l'absence de douleurs, l'absence de phénomènes inflammatoires, l'aspect objectif de la lésion, l'évolution morbide, excluaient de telles hypothèses; et, de plus, la guérison rapide obtenue par l'iodure potassique démontre bien, au moins à mon avis, qu'il s'agissait là d'une lésion de syphilis tertiaire.

«Donc, il est certain que madame X... a été infectée à une époque quelconque, soit avant, soit pendant sa grossesse. Sa syphilis est restée fruste, fugace. Cette syphilis a pu passer inaperçue et de la malade et de moi; finalement elle ne s'est révélée d'une façon manifeste que *six ans plus tard*, par l'explosion fort inattendue d'une lésion d'ordre tertiaire.

«En somme, ce fait, qui tout d'abord me paraissait devoir renverser la théorie que je soutiens depuis longtemps (d'accord en cela avec Cullerier, M. Notta et d'autres observateurs), à savoir que *tout enfant syphilitique naît d'une mère syphilitique*, ce fait, dis-je, vient au contraire fournir un argument de plus à la théorie en question et la confirme absolument. » — (Dr A. Charrier.)

NOTE VII

DE L'INAPTITUDE A LA VIE, COMME CONSÉQUENCE HÉRÉDITAIRE DE LA SYPHILIS PATERNELLE.

Un fait majeur, que j'ai essayé de bien mettre en relief dans cet ouvrage, est relatif à la plus grave des conséquences héréditaires de la syphilis paternelle.

J'ai dit et démontré, je crois, que l'enfant procréé par un père syphilitique est très souvent frappé d'une sorte d'*inaptitude à la vie*. En d'autres termes, cet enfant est exposé à mourir rapidement, soit *in utero*, soit à brève échéance après l'accouchement.

Je ne puis reproduire ici tous les faits qui m'ont servi à établir ma conviction sur ce point. Mais je crois devoir en mettre un certain nombre, comme exemples et comme pièces justificatives, sous les yeux du lecteur.

Obs. I. — Chancre induré de la verge. — Roséole. — Psoriasis palmaire. — Syphilides amygdaliennes. — Traitement de six à huit mois, mais irrégulièrement suivi. — Mariage cinq ans après le début de la syphilis. — Femme bien portante, restant absolument indemne. — Quatre grossesses; quatre *avortements* (1). — A ce mo-

(1) Je spécifie une fois pour toutes que, dans cette observation comme dans les suivantes, l'avortement ou l'accouchement prématuré ne pouvait être rattaché à aucune cause soit accidentelle, soit constitutionnelle, dépendant de la femme. Il n'est question ici que de

ment, le malade se soumet à un nouveau traitement (mercure et iodure de potassium pendant un an environ). — Quatre grossesses ultérieures. — Quatre accouchements à terme. — Enfants vivants et sains (l'aîné est actuellement âgé d'une douzaine d'années).

Obs. II. — Chancre induré. — Syphilides buccales. — Traitement insignifiant de quelques semaines de durée. — Marié quinze mois après le début de la syphilis. — Femme restant absolument indemne. — Neuf grossesses. — Cinq *avortements*. — Trois *accouchements avant terme;* enfants vivant de quelques heures à trois jours. — Neuvième grossesse donnant à terme un enfant vivant, qui, quinze jours plus tard, est couvert de syphilides.

Obs. III. — Chancre induré, suivi de quelques accidents secondaires. — Traitement de six à huit mois. — Paralysie oculaire trois ans plus tard. — Mariage sept ans après le début de la syphilis. — Accidents tertiaires (exostoses) la même année. — Traitement repris avec vigueur. — Femme restant indemne. — Quatre grossesses d'année en année. — Première grossesse terminée par avortement. — Seconde grossesse; accouchement à huit mois d'un enfant mort. — Troisième grossesse; accouchement à terme; enfant mourant en quelques heures. — Quatrième grossesse; accouchement à terme; enfant survivant et sain.

Obs. IV. — Chancre induré. — Syphilides cutanées et muqueuses. — Traitement d'une année environ. — Mariage quatre ans plus tard. — Une première grossesse se termine par un accouchement à terme; enfant vivant et sain. — Deux ans plus tard, réveil de la diathèse: syphi-

cas (je les ai choisis à dessein) où, après examen minutieux, après recherche et exclusion de toute autre cause, la mort du fœtus restait exclusivement imputable à la syphilis du mari.

lide tuberculo-ulcéreuse, rebelle et récidivante ; glossite scléreuse ; gommes ; ecthyma. Cette poussée d'accidents se prolonge, en dépit d'une médication énergique, pendant trois ans. — Elle coïncide avec trois grossesses qui se terminent toutes par avortement. — Femme indemne.

Obs. V. — Chancre induré, suivi de quelques accidents secondaires très légers. — Traitement mercuriel pendant deux mois ; les années suivantes, petites doses d'iodure de potassium de temps à autre. — Mariage quatorze ans après le début de la syphilis. — Femme restant indemne. — Deux grossesses dans le cours des deux années qui suivent le mariage. — La première se termine par accouchement à terme d'un enfant mort. — La seconde donne un enfant syphilitique qui s'éteint en trois semaines. — Consécutivement, mari repris d'accidents tertiaires.

Obs. VI. — Syphilis. — Chancre induré de la verge. — — Deux à trois mois de traitement mercuriel, à faibles doses. — Pas d'accidents secondaires remarqués. — Mariage quatre ans plus tard. — Femme restant indemne. — Trois grossesses se terminent par trois avortements. — A ce moment, accidents de forme tertiaire ; traitement énergique et prolongé par le mercure et l'iodure de potassium. — Une quatrième grossesse, survenue un an plus tard, amène un enfant à terme, vivant et sain.

Obs. VII. — Chancre induré du prépuce. — Roséole confluente. — Traitement mercuriel de plusieurs mois. — Ultérieurement, syphilides linguales. — Mariage cinq ans après le début de la maladie. — Femme indemne. — Trois grossesses se terminant de la façon suivante : un avortement ; deux accouchements avant terme ; enfants morts. — Consécutivement, le mari est affecté d'une syphilide psoriasiforme.

Obs. VIII. — Chancre de la lèvre. — Syphilides cutanées, plaques buccales, onyxis. — Traitement mercuriel de plusieurs mois. — Mariage un an plus tard. — Femme restant indemne. — Trois grossesses en trois ans. Les deux premiers enfants viennent morts-nés ; le troisième naît syphilitique et meurt à trois mois. — Consécutivement, mari affecté d'une syphilide psoriasiforme des mains.

Obs. IX. — Chancre induré. — Accidents secondaires. — Traitement mercuriel d'un mois seulement. — Mariage deux ans plus tard. — Femme restant indemne. — Deux grossesses se terminent par avortement. — Troisième grossesse : enfant à terme, cachectique, mort après quelques semaines. — Ultérieurement, mari repris de syphilides ulcéreuses de la verge.

Obs. X. — Chancre labial. — Roséole. — Syphilides amygdaliennes. — Traitement mercuriel de trois mois. — Mariage dix ans plus tard. — Femme restant indemne. — Quatre grossesses. — Deux avortements. — Deux enfants venus à terme, hydrocéphales, morts rapidement. — Consécutivement, le malade est affecté d'ostéites crâniennes ; encéphalite symptomatique ; mort.

Obs. XI. — Chancre induré du prépuce ; syphilide papuleuse ; syphilides buccales ; onyxis ; adénopathies cervicales ; périostose tibiale. — Traitement de six mois. — Mariage trois ans plus tard. — Femme restant indemne. — Quatre grossesses. — Les deux premières se terminent par avortement. — La troisième amène à terme un enfant syphilitique qui meurt le deuxième jour. — Reprise du traitement. — Quatrième grossesse. — Enfant syphilitique, survivant.

Obs. XII. — Chancre induré du fourreau. — Roséole. — Syphilides anales et buccales. — Traitement de quatre semaines par le mercure, puis traitement de deux mois par l'iodure de potassium. — Mariage dans la seconde année de la maladie. — Femme restant indemne. — Deux fausses couches. — Troisième grossesse donnant un enfant syphilitique (syphilides, pemphigus, lésions osseuses), qui meurt rapidement.

Obs. XIII. — Chancre induré. — Syphilides secondaires de la peau et des muqueuses. — Iritis. — Traitement de quelques mois. — Mariage deux ans plus tard. — Femme restant indemne. — Quatre grossesses, très rapprochées les unes des autres. — Les deux premières se terminent par avortement. — La troisième amène un enfant syphilitique, qui survit grâce à un traitement énergique. — La quatrième amène un enfant qui jusqu'à ce jour n'a pas présenté d'accidents spécifiques.

Obs. XIV. — Chancre induré. — Quelques accidents secondaires. — Traitement de plusieurs mois. — Mariage quatre ans plus tard. — Femme restant indemne. — Deux avortements. — Troisième enfant syphilitique, mort à l'âge de quatre semaines.

TABLE DES MATIÈRES

PREMIÈRE PARTIE

AVANT LE MARIAGE.

I. — Importance considérable du sujet. — Comment se pose en pratique et pour le médecin la question du mariage des syphilitiques. — Responsabilité grave encourue par le médecin. — Résultats déplorables d'une erreur commise en pareille circonstance..... 3

II. — *Rôle précis du médecin* consulté à ce sujet. — Deux catégories très-différentes de consultants. — Nécessité absolue pour le médecin de juger la question à un point de vue exclusivement *médical*, sans se laisser influencer par des considérations étrangères. 8

III. — Une question préalable. — *La syphilis constitue-t-elle une interdiction formelle, un obstacle absolu au mariage?* — Opinions diverses. — Recours à l'observation. — Sauf exceptions rares d'ordre spécial, la syphilis ne constitue qu'une interdiction *temporaire* au mariage.. 13

IV. — Dangers importés par la syphilis dans le mariage. — Trois ordres de dangers. — Division du sujet..................... 18

V. — *Dangers relatifs à la femme.* — Fréquence de la syphilis des jeunes mariées. — Statistique. — Deux ordres de contamination possible pour la femme. — 1° *Contagion directe*, ou transmission à la femme d'un accident contagieux survenu chez le mari après le mariage. — Exemples cliniques. — 2° *Syphilis par conception.* — Comment se présentent en pratique les cas de syphilis reconnaissant cette origine spéciale. — Leur authenticité indéniable. — Leur fréquence. — Dérogation apparente aux lois habituelles de l'infection syphilitique expliquée par l'intervention d'un élément spécial, la grossesse. — Cette syphilis par conception n'est, en somme, que l'analogue de la syphilis qui, dans le cours d'une grossesse, se réfléchit en sens inverse de la mère à l'enfant................ 19

VI. — *Dangers relatifs aux enfants.* — Doctrines récentes tendant à restreindre, voire à annihiler l'influence héréditaire de la syphilis paternelle. — Exagérations et erreurs de telles doctrines. — Discussion. — Induction théorique. — Données fournies par l'observation. — Il est absolument vrai que des sujets syphilitiques engendrent fréquemment des enfants sains, alors que leurs femmes sont restées saines. — Exemples. — Et même des enfants peuvent naître sains de pères syphilitiques présentant encore des symptômes syphilitiques à l'époque de la conception ou devant en présenter plus tard. — Mais très souvent aussi l'influence paternelle s'exerce sur l'enfant, et cela suivant des modes divers, à savoir :

1° Quelquefois, transmission directe de la syphilis ;

2° Bien plus fréquemment, *mort* de l'enfant, par inaptitude à la vie. — Avortement. — Avortements successifs. — Mort immédiate ou rapide après l'accouchement ;

3° Dégénérescences natives du germe, se traduisant ultérieurement sous des formes morbides très variées........................ 34

En outre, un sujet syphilitique est dangereux pour ses enfants par la syphilis qu'il court risque de communiquer à sa femme. — Conséquences néfastes pour l'enfant d'une contagion transmise à la mère. — Dans ce cas, sort de l'enfant compris dans les trois alternatives suivantes :

1° *Mort in utero*. — Avortement, accouchement avant terme. — Avortements multiples ;

2° *Syphilis héréditaire ;*

3° *Hérédité syphilitique à formes morbides dissemblables*. — Débilité native. — Mort subite, inexplicable. — Aptitudes morbides héréditaires. — Prédisposition aux affections du système nerveux. — Convulsions. — Méningites. — Enfants arriérés, imbéciles ou idiots. — Hydrocéphalie. — Lymphatisme, scrofule. — La scrofule n'est pas, comme on l'a dit, une dégénérescence de la syphilis ; mais à coup sûr la syphilis est un des affluents de la scrofule............. 53

Parallèle entre la syphilis paternelle et la syphilis maternelle au point de vue de leur influence héréditaire. — L'influence syphilitique de la mère est véritablement *pernicieuse* pour le fœtus. — Deux statistiques personnelles. — Autres statistiques à résultats concordants.

Conclusion : le pire danger que puisse courir l'enfant à naître de l'union d'un sujet syphilitique avec une femme saine, c'est que cette femme vienne à contracter la syphilis de son mari........ 70

VII. — *Dangers personnels du mari*. — Comment les intérêts de la communauté constituée par le mariage peuvent se trouver gravement compromis par les risques personnels du mari. — Catastrophes, calamités sociales résultant, dans le mariage, de la syphilis du mari. — Exemples divers. — Un homme a-t-il le droit d'associer autrui, c'est-à-dire une femme et des enfants, aux dangers d'avenir d'une syphilis insuffisamment traitée ? — Le mariage en de telles conditions constitue une action coupable que réprouve la morale.

Devoir pour le médecin de renseigner les gens du monde sur les dangers que comporte à longue échéance, par rapport au mariage, la syphilis non traitée.

Conclusions.. 76-88

CONDITIONS D'ADMISSIBILITÉ AU MARIAGE.

A quelles conditions un malade affecté de syphilis devient-il médicalement admissible au mariage? — Programme de l'auteur. — *Cinq conditions majeures*.......................... 89

I. — *Absence d'accidents spécifiques actuels.* — Incroyable audace de certains sujets se présentant au mariage avec des accidents actuels de syphilis. — Mobiles variés présidant à cet acte révoltant du mariage en pleine vérole. — Cas de mariage en *incubation* de syphilis.. 92

II. — *Age avancé de la diathèse.* — Principe général : plus jeune es la syphilis de l'époux, plus nombreux et plus grands sont les dangers qu'il apporte dans le mariage. — Corollaire : A tous égards l'âge avancé de la diathèse constitue une sécurité pour le mariage. Ainsi :

1° Au point de vue des risques de contagion, c'est la syphilis *jeune* qui est surtout dangereuse par le caractère de ses accidents, leur multiplicité habituelle, leurs récidives fréquentes, leurs localisations communes vers la bouche et les organes génitaux, leur bénignité apparente, etc.

2° Influence atténuante et corrective du temps par rapport à l'hérédité. — Décroissance graduelle, puis extinction finale de la réaction syphilitique des parents sur les enfants. — Exemples probants.

3° Garantie relative résultant de l'ancienneté de la diathèse par rapport aux risques personnels du mari.

Toutefois, l'âge d'une syphilis n'est pas la seule donnée d'après laquelle on puisse déterminer l'admissibilité ou la non-admissibilité au mariage. — Autres facteurs à consulter.

Difficultés pour préciser l'époque exacte où un sujet affecté de syphilis devient admissible au mariage. — Durée minima à exiger de lui : *trois à quatre années*, utilement consacrées à un traitement méthodique. — Garanties plus sérieuses offertes par une échéance plus reculée....................................... 97

III. — *Stade d'immunité suffisamment long au delà des dernières manifestations spécifiques.* — Signification pronostique de cette période d'immunité. — Sécurité plus grande dérivant d'une immunité prolongée en dehors de toute intervention thérapeutique. — Quelle durée assigner à cette période d'immunité? — Minimum strictement exigible en vue du mariage..................... 111

IV. — *Caractère non menaçant de la diathèse.* — La bénignité originelle d'une syphilis constitue à coup sûr une condition favorable pour le mariage. — Mais elle ne supplée pas par elle seule aux autres exigences du programme sus-indiqué. — Pourquoi? — Cas de syphilis originairement bénignes aboutissant plus tard à des accidents graves et devenant dangereuses pour le mariage en raison des risques personnels du mari.. 116

Groupe de syphilis particulièrement redoutables pour le mariage.

— Syphilis à poussées secondaires récidivantes. — Syphilis graves de diverses formes. — Syphilis faisant élection sur quelque organe de premier ordre, œil, cerveau, moelle. — Contre-indication formelle au mariage résultant de certaines formes d'accidents cérébraux.

Appréciation nécessaire du pronostic intrinsèque de chaque cas particulier 121

V. — *Traitement spécifique suffisant.* — Condition majeure par excellence. — C'est le traitement qui confère la garantie la plus valable, la plus sérieuse, par rapport à l'aptitude au mariage, et cela pour trois raisons : 1° en constituant la meilleure sauvegarde contre les risques personnels qu'apporte l'époux dans la communauté du mariage ; — 2° en diminuant et supprimant les chances de contagion ; — 3° en diminuant et supprimant les dangers d'hérédité. — Influence du traitement spécifique sur l'hérédité paternelle, sur l'hérédité maternelle, sur l'hérédité mixte. — Une influence, même provisoire, du traitement peut suffire à conjurer provisoirement les effets de l'hérédité syphilitique.

Quel traitement offre en l'espèce, sinon une sécurité absolue, du moins des garanties sérieuses? — Déplorables résultats des traitements écourtés. — *A maladie chronique traitement chronique.* — Plan général d'un traitement suffisamment protecteur pour le présent et l'avenir 130

Les *eaux sulfureuses.* — Prétendu critérium de guérison offert par les thermes sulfureux. — Cures dites *révélatrices.* — Quel degré de confiance accorder à ce « jugement des eaux »? 143

Conclusions 148

Retour sur le programme précédent. — Réflexions et critiques. — Impossibilité de constituer un programme qui réponde à toutes les éventualités possibles. — Simple calcul de probabilités à établir sur des données d'appréciation essentiellement difficile et délicate. — Pourquoi néanmoins l'intervention médicale offre-t-elle aux malades et à la société les garanties les plus sérieuses? — Comment se pose pour le médecin la question d'aptitude ou de non-aptitude au mariage. — Règle de conduite à strictement observer. — Confirmation empirique des données précédentes 150

DEUXIÈME PARTIE

APRÈS LE MARIAGE.

Cas divers. — Syphilis antérieure au mariage. — Syphilis postérieure au mariage. — Cas exceptionnels où la syphilis contractée avant le mariage ne fait invasion qu'après le mariage. — Danger résultant de l'introduction de la syphilis dans un jeune ménage.

Quatre ordres de situations possibles. — Division du sujet.

I. — *Mari syphilitique et femme saine.* — Indications particulières se présentant à remplir : supprimer hâtivement les foyers de contagion ; — couper court, par une médication d'une intensité particulière, aux accidents contagieux de la période secondaire ; — conjurer les dangers pouvant résulter d'une grossesse ; etc.

Deux propositions vérifiées par l'expérience : 1° pour l'énorme majorité des cas, les contagions syphilitiques qui se transmettent dans le mariage, du mari à la femme, dérivent d'accidents de forme *secondaire*. — 2° Presque invariablement, ces contagions dérivent d'accidents secondaires de forme superficielle, *érosive*, c'est-à-dire d'accidents essentiellement *bénins*, éminemment susceptibles ou bien d'être méconnus comme nature ou bien même de passer inaperçus... 157

II. — *Mari syphilitique ; femme saine, mais enceinte.* — Dangers encourus, en pareille situation, par l'enfant et la mère. — Discussion sur l'opportunité d'une intervention préventive. — Opinions divergentes. — Cas particuliers où cette intervention est formellement indiquée.. 173

III. — *Mari syphilitique et femme récemment contaminée.* — Difficultés spéciales de pratique dans cet ordre de cas. — Rôle du médecin vis-à-vis du mari. — Interdiction absolue de la paternité. — Rôle du médecin vis-à-vis de la femme. — Mission de traiter cette femme avec obligation de lui dissimuler la maladie dont elle est atteinte. — Lutte engagée avec la perspicacité féminine. — Les femmes sont-elles toujours dupes du stratagème ?

Difficultés pour faire accepter à une femme inconsciente de sa maladie le long traitement de la syphilis ; — d'autant qu'après un certain temps le mari devient pour le médecin un auxiliaire moins qu'empressé. — Conséquence lamentable : la plupart des femmes mariées, ayant reçu la syphilis de leur mari, ne subissent en général qu'un traitement très incomplet et restent par cela même exposées à des dangers d'avenir des plus graves. — Fréquence des accidents de syphilis tertiaire chez ces malades. — Pourquoi ces accidents courent-ils risque en pareille occurrence de rester méconnus ? — Exemples cliniques.

Quel devoir moral s'impose ici au médecin ? — Embarras multiples d'une telle situation. — Habiletés nécessaires de tactique professionnelle.. 180

IV. — *Mari syphilitique ; — femme syphilitique et enceinte.* — Situation la plus grave entre toutes. — Sort probable de l'enfant procréé dans ces conditions. — Il n'est pas impossible cependant que le traitement conjure un désastre complet. — Cas où la grossesse a pu être amenée à terme. — Cas exceptionnels où l'enfant a pu échapper à la syphilis.

Indication capitale à remplir ici : *traiter la mère.* — Objections. — Prétendus dangers du traitement mercuriel pendant la grossesse. — Discussion. — Préjugés populaires, voire médicaux, attribuant au mercure ce qui est un résultat de la syphilis. — Urgence absolue de soumettre au traitement de la diathèse les femmes syphilitiques en état de gestation. — Résultats confirmatifs de l'expérience clinique.. 197

V. — Dangers dérivant pour la société de la syphilis de l'enfant. — Contagion des nourrices. — Faculté singulière d'expansion, d'irradiation, de la syphilis des nourrissons et des nourrices. — Cascades de contagions ; pseudo-épidémies locales de syphilis, etc. — Exemples cliniques.

Devoir de *prophylaxie sociale* s'imposant au médecin. — Objectif à réaliser : circonscrire la vérole dans son foyer originel, de façon à l'empêcher de déverser ses ravages au dehors. — Application. — Un seul moyen pratique : faire en sorte que l'enfant syphilitique, origine première de ces dangers, reste dans sa famille et soit nourri là *par sa mère*. — Objections. — L'allaitement maternel comporte-t-il en l'espèce quelque danger soit pour la mère, soit pour l'enfant ? — Discussion. — Quatre ordres de cas possibles. — Deux alternatives périlleuses théoriquement. — *Loi de Colles*. — En somme, l'allaitement de l'enfant par sa mère échappe aux dangers théoriques qu'on pourrait lui supposer. — Conclusion. — En l'espèce, l'allaitement maternel est le seul mode rationnel et pratique d'élevage de l'enfant. — En tout cas, la préservation de la société constitue l'indication capitale, prédominante, à laquelle le médecin est tenu de satisfaire.. 209-228

NOTES ET PIÈCES JUSTIFICATIVES.

I. — Quatre-vingt-sept observations relatives à des sujets syphilitiques qui, s'étant mariés, n'ont jamais communiqué à leur femme le moindre phénomène suspect et, de plus, ont engendré, à eux 87, un total de 156 enfants absolument indemnes.................. 231

II. — Syphilis. — Sept avortements ou accouchements prématurés (observation).. 243

III. — Influence héréditaire de la syphilis maternelle (statistiques).. 246

IV. — Syphilis contractée avant le mariage et faisant son éclosion après le mariage (observation).. 265

V. — Mariage prématuré d'un sujet syphilitique. — Cinq cas de syphilis dérivant de la syphilis du mari. — Mort d'un nourrisson étranger (observation).. 269

VI. — Père syphilitique. — Enfant syphilitique. — Mère semblant indemne tout d'abord, mais présentant six ans plus tard un accident de syphilis tertiaire (observation).................. 273

VII. — De l'inaptitude à la vie, comme conséquence héréditaire de la syphilis paternelle.. 277

8431 — CORBEIL. TYP. ET STÉR. CRÉTÉ.

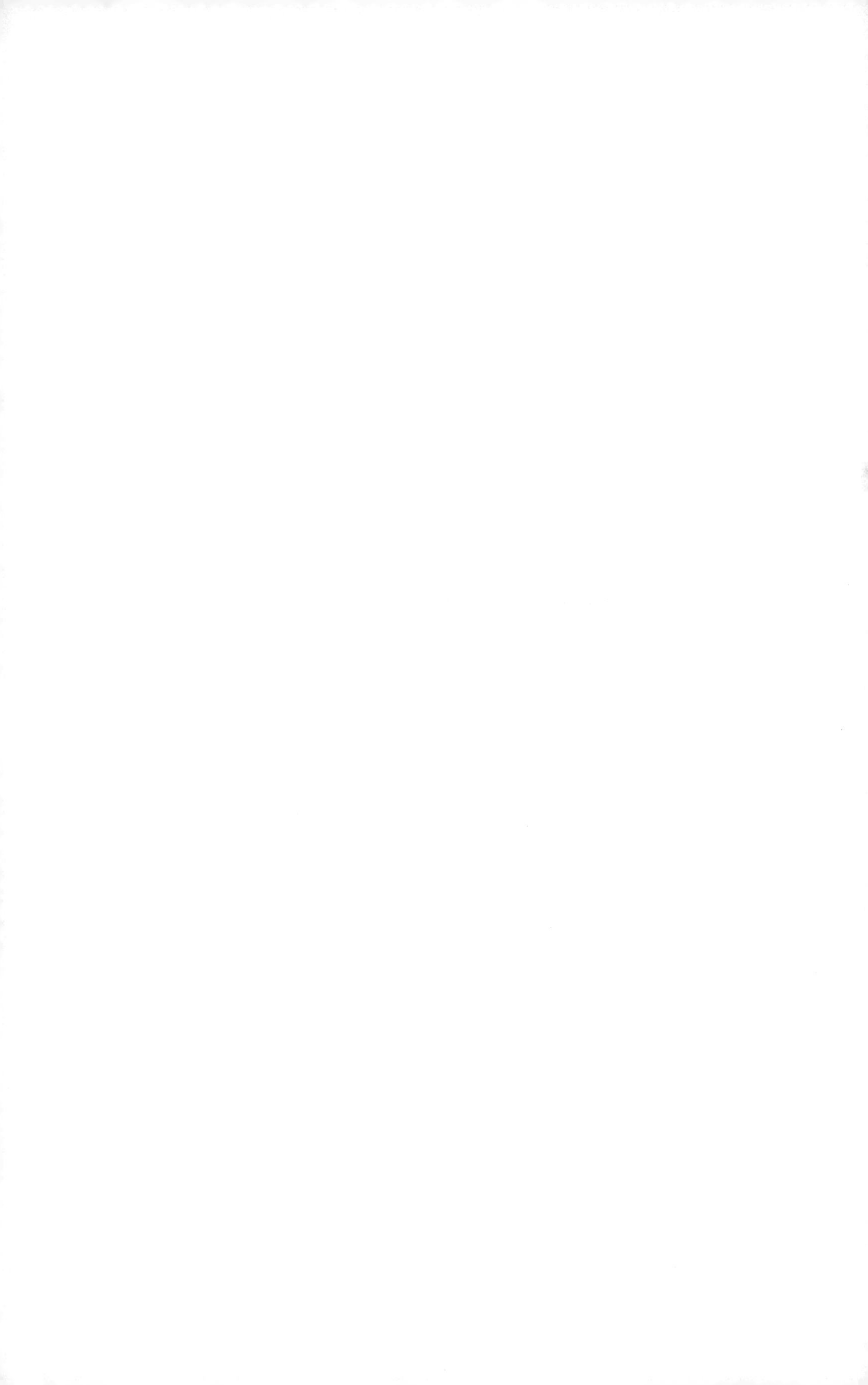

www.ingramcontent.com/pod-product-compliance
Ingram Content Group UK Ltd.
Pitfield, Milton Keynes, MK11 3LW, UK
UKHW020310230726
13925UKWH00001B/336